医学生临床技能竞赛阅片辅导

——影像学阅片辅导用书

主 编　刘进康　熊　曾

编 委（按姓氏笔画排序）

　　　刘　慧　刘进康　周　晖　周漠玲

　　　孟　莉　彭娴婧　熊　曾

人民卫生出版社

图书在版编目（CIP）数据

医学生临床技能竞赛阅片辅导 / 刘进康，熊曾主编 . —北京：人民卫生出版社，2018

ISBN 978-7-117-26956-8

Ⅰ. ①医… Ⅱ. ①刘…②熊… Ⅲ. ①医学摄影 – 影象诊断 – 教材 Ⅳ. ①R455

中国版本图书馆 CIP 数据核字（2018）第 130388 号

| 人卫智网 | www.ipmph.com | 医学教育、学术、考试、健康，购书智慧智能综合服务平台 |
| 人卫官网 | www.pmph.com | 人卫官方资讯发布平台 |

医学生临床技能竞赛阅片辅导

主　　编：刘进康　熊　曾

出版发行：人民卫生出版社（中继线 010-59780011）

地　　址：北京市朝阳区潘家园南里 19 号

邮　　编：100021

E - mail：pmph @ pmph.com

购书热线：010-59787592　010-59787584　010-65264830

印　　刷：北京画中画印刷有限公司

经　　销：新华书店

开　　本：787 × 1092　1/16　印张：13

字　　数：324 千字

版　　次：2018 年 7 月第 1 版　2018 年 7 月第 1 版第 1 次印刷

标准书号：ISBN 978-7-117-26956-8

定　　价：43.00 元

打击盗版举报电话：010-59787491　E-mail：WQ @ pmph.com

（凡属印装质量问题请与本社市场营销中心联系退换）

前　言

　　自 2010 年开始,教育部医学教育临床教学研究中心组织开展了全国高等医学院校大学生临床技能竞赛,旨在培养医学生临床专业技能操作的规范性及运用能力,倡导相互协作的团队精神及创新意识,提升医学生的科学精神及人文素养,建立科学化规范化标准化的临床技能训练体系,推动临床实践教学模式的改革。

　　2013 年,在获得第三届全国大赛特等奖的基础上,由中南大学湘雅医院牵头组织,以"零差错、零投诉"的表现,成功承办了首次在京外举行的第四届全国大赛,从 2012 年至 2015 年,中南大学代表队连续获得了 4 个特等奖。影像学判读及相关知识考核是全国高等医学院校大学生临床技能竞赛的必考内容,近年来,由影像学知识灵活切入考核知识点及技能操作项目成为竞赛题目来源的重要途径,明显提高了竞赛的难度及区分度。在长期的辅导备考、出题训练及配套教材的编写过程中,中南大学湘雅医院放射科及医学影像学教研室的教师们积累了丰富的经验。

　　本书由中南大学湘雅医院放射科及医学影像学教研室的中青年教师编写,他们从第二届竞赛起即担任与竞赛相关的工作,均具有丰富的竞赛辅导及出题经验,所辅导的学生连续四届获得竞赛特等奖,并以"零差错、零投诉"的佳绩完成第四届竞赛的出题工作。本书分执业医师资格考试"实践技能"、医学影像学本科教材及七、八年制教材和竞赛技巧培训三个层次,包括该项竞赛的辅导范围、辅导要求、辅导内容、竞赛技巧等多方面内容,将疾病影像诊断的关键词提炼为一句话诊断是全书的亮点。本书既是参加全国高等医学院校大学生临床技能竞赛的学生及老师必备的参考书,也可供广大医学本科生、研究生学习医学影像学及执业医生考核时参考。本书编写过程中,难免挂一漏万,定有认识片面和不足之处,请专家与读者不吝指教。

编者

2017 年 12 月

目　　录

第一章

辅导范围与要求

第一节　辅　导　范　围

一、全国临床技能竞赛考点及题型

尽管全国高等医学院校大学生临床技能竞赛公布的考点每年都有细微的差别,影像学诊断也未明确纳入某一具体考点,但影像学判读及相关知识考核从来就是竞赛的必考内容,尤其是近年来,由影像学知识灵活切入考核知识点及技能操作项目成为竞赛题目来源的重要途径,一旦误判,将导致该站点的分数全失,明显提高了竞赛的难度及区分度。

影像学范围较广,包括 X 线、CT、MRI 及介入的相关知识,近几年的进展也很迅速,在备考时应尽可能考虑到竞赛可能涉及的知识点,需要复习的内容多而杂,复习范围过宽会挤占学生太多宝贵时间。因此分成三个层次重点辅导比较恰当,这三个层次为:①执业医师资格考试"实践技能"中要求掌握的病种(共 36 个);②医学影像学本科教材及七、八年制教材中包括的病种(共 197 个);③竞赛技巧培训,培训老师需要了解考试动态,开动脑筋及发挥主观能动性,进行竞赛技巧培训,做到又快又准。

根据往年竞赛试题、备考及出题经验,竞赛题型主要包括三类,即读图题、选择题和综合题,可能提供病史或不提供,可能是胶片或电子图片,可能涉及少部分英文。竞赛可能会涉及的题型举例如下:

（一）读图题

病例1： 25 岁男性，车祸外伤 5 小时。请写出诊断。

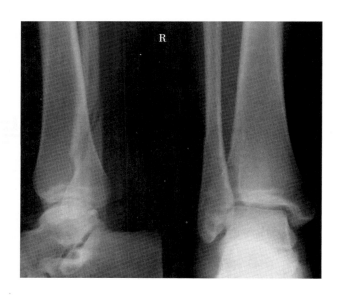

病例2： 42 岁女性，双手关节肿胀、晨僵 8 个月。PE：双手指间关节、腕关节肿胀，畸形。请写出诊断。

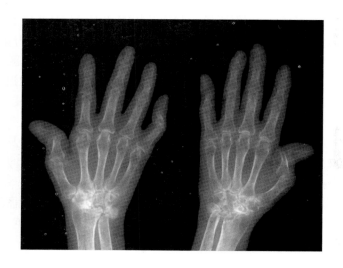

答案：

1. 右（1分）腓骨（2分）下段（1分）斜形（1分）骨折（5分）。

2. 类风湿性（3分）关节炎（3分），并双侧（1分）第一掌指关节（1分），第一指间关节（1分）半脱位（1分）

（二）选择题

病例3： 25 岁男性，突发左侧胸痛 6 小时。最有可能的诊断是：

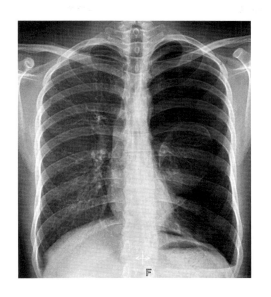

A. 纵隔占位

B. 大叶性肺炎

C. 左肺门肺结核

D. 左侧气胸

E. 左侧中央型肺癌

病例4： 32 岁男性，体检发现肝内占位 1 月。最可能的诊断是：

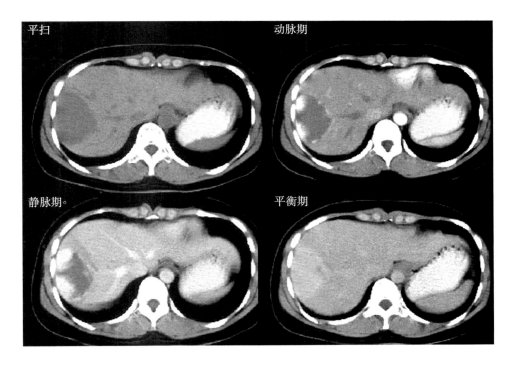

A. 肝癌　　　　　　　　B. 海绵状血管瘤　　　　　　　　C. 肝脓肿

D. 肝囊肿　　　　　　　E. 肝错构瘤

答案：3.D；4.B

（三）综合题

42岁女性,不慎摔倒,摔倒时身体前倾,左手撑地。体查:左腕"银叉"畸形,伴活动障碍。请给出诊断和处理。

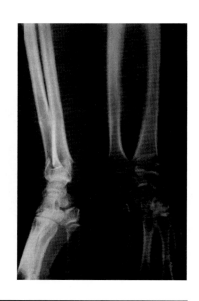

答案:

石膏固定	
评分项目	分数
诊断:左侧桡骨远端骨折,并左尺骨茎突撕脱性骨折(Colles骨折)	10
石膏的选用:合适规格的石膏(小号或中号)	2
以患肢或健肢比测决定石膏长度(大于实际长度10%)	2
背侧:掌指关节至前臂中上段	4
掌侧:远侧掌横纹至前臂中上段	4
石膏层数:8~12层(注意掌、背侧的区别)	3
石膏放在温水内,待气泡出尽,手握两端,轻轻挤去水分	4
以手掌或手指均匀用力将石膏铺平后置于前臂掌、背侧,不以指尖按压石膏	8
绷带由远端向近端缠绕	6
每层绷带覆盖上一层的1/3~1/2	6
绷带缠绕过程中不能拉紧再绷	6
绷带缠绕过程中不能翻转	6
患肢悬吊于胸前	6
石膏上注明操作日期	3
腕关节固定于功能位	5
石膏松紧度合适	5
患肢手指、肘关节屈伸无明显受限	5
拆除石膏见石膏内侧无明显突起压迫组织	5

续表

术前告知患者操作目的	1
术中询问患者感觉	1
注意患肢血运,如感患肢肿痛、青紫、麻木,速来院就诊	2
石膏松动来院就诊	2
抬高患肢	2
适当功能锻炼	1
操作完成后规整患者衣物	1

二、执业医师资格考试"实践技能"中要求掌握的病种(共 36 个)

(一) 普通 X 线影像诊断

1. 正常
(1) 正常胸部正位片
(2) 腹部平片
2. 肺部疾病
(1) 肺炎(小叶性肺炎、大叶性肺炎、肺脓肿)
(2) 浸润型肺结核
(3) 肺癌(周围型肺癌、中央型肺癌)
3. 胸膜病变
(1) 气胸
(2) 胸腔积液
(3) 液气胸
4. 心脏病变
(1) 二尖瓣型心
(2) 主动脉型心
(3) 普大型心
5. 急腹症
(1) 肠梗阻
(2) 消化道穿孔
(3) 泌尿系阳性结石
6. 消化道造影
(1) 食管癌
(2) 食管静脉曲张
(3) 胃癌
(4) 胃溃疡

（5）十二指肠溃疡

（6）肠结核

（7）结肠癌

（8）直肠癌

7. 长骨骨折

（二）CT 影像诊断

1. 肝癌

2. 急性胰腺炎

3. 腹部外伤

（1）肝损伤

（2）脾损伤

（3）肾损伤

4. 颅脑外伤

（1）颅骨骨折

（2）硬膜下血肿

（3）硬膜外血肿

5. 脑血管意外

（1）脑出血

（2）脑梗死

三、医学影像学本科及七、八年制教材中包括的病种（共 197 个）

（一）骨骼系统

1. 长骨骨折（X 线，需描述对位，对线及成角情况）

（1）完全性 / 不完全性

（2）横形 / 斜形 / 螺旋形

（3）新鲜骨折 / 陈旧性骨折 / 骨折不愈合 / 骨折畸形愈合

（4）病理性骨折

2. 几种具有特殊名称的骨折（X 线）

（1）骺离骨折

（2）青枝骨折

（3）Colles 骨折

（4）伸直型肱骨髁上骨折

（5）股骨颈骨折

3. 脊柱骨折（X 线，MRI 和 CT）

（1）爆裂骨折

（2）压缩骨折（主要是屈曲型压缩骨折）

4. 椎间盘突出（MRI 和 CT）

（1）椎间盘变性

（2）椎间盘膨出

（3）椎间盘突出（中央型/旁中央型/许莫氏结节）

5. 急性化脓性骨髓炎（X 线）

6. 慢性化脓性骨髓炎（X 线）

（1）典型表现

（2）硬化性骨髓炎（Garre 骨髓炎）

（3）慢性骨脓肿（Brodie 骨脓肿）

7. 长骨结核（X 线）

8. 脊椎结核（X 线、CT、MRI）

（1）颈椎结核（伴颈前脓肿）

（2）胸椎结核（伴椎旁脓肿）

（3）腰椎结核（伴腰大肌脓肿、髂窝脓肿、腘窝脓肿）

9. 骨巨细胞瘤（X 线）

（1）分房型

（2）溶骨型

（3）典型表现：桡骨远端占位

10. 骨囊肿（X 线）

11. 骨肉瘤（X 线）

（1）溶骨型

（2）成骨型

（3）混合型

12. 转移瘤（X 线、CT）

（1）溶骨型

（2）成骨型

（3）混合型

（4）脊椎转移（同样分三型）

13. 佝偻病（X 线）

（1）初期（或缓解期）

（2）极期

14. 化脓性关节炎（X 线）

（1）典型表现

（2）愈合表现（骨性强直）

15. 结核性关节炎（X 线）

（1）骨型

（2）滑膜型.

（3）愈合表现（纤维性强直）

16. 退行性骨关节病（X 线）

（1）膝关节

（2）髋关节

（3）腰椎

（4）颈椎

17. 类风湿性关节炎

18. 强直性脊椎炎

（二）呼吸系统

1. 支气管扩张症（X 线,CT）

2. 大叶性肺炎（X 线,CT）

（1）充血期／消散期

（2）肝变期

3. 小叶性肺炎（X 线）

4. 间质性肺炎（X 线,HRCT）

5. 肺脓肿（X 线,CT）

（1）吸入性肺脓肿（急性肺脓肿）

（2）慢性肺脓肿

（3）血源性肺脓肿

（4）金葡菌肺脓肿

6. 肺结核（X 线）

（1）原发性肺结核

1）原发综合征

2）胸内淋巴结结核

（2）血性播散性肺结核（X 线,CT）

1）急性

2）亚急性

3）慢性

（3）继发性肺结核

1）浸润性肺结核

2）慢性纤维空洞性肺结核

3）大叶性干酪性肺炎（X 线,CT）

4）小叶性干酪性肺炎

5）结核瘤（X 线,CT）

（4）结核性胸膜炎（见胸膜病变）

7. 中央型肺癌（X 线,CT）

（1）肺门肿块

（2）阻塞性肺不张

（3）阻塞性肺炎

（4）"反 S 征"

8. 周围型肺癌（X 线,CT）

（1）右上叶前段

（2）右中叶

（3）左上叶前段

（4）左舌叶

9. 弥漫型肺癌（细支气管肺泡癌）（X线,CT）

10. 肺转移癌（X线,CT）

11. 纵隔肿瘤（X线,CT）

（1）前纵隔

1）胸内甲状腺肿

2）胸腺瘤

3）畸胎瘤

（2）中纵隔

1）淋巴瘤

2）支气管囊肿

（3）后纵隔

神经源性肿瘤

12. 胸膜病变（X线）

（1）游离性胸腔积液

1）少量

2）中量

3）大量

（2）包裹性胸腔积液

（3）肺底积液

（4）胸膜间皮瘤（X线,CT）

（5）胸膜转移瘤（X线,CT）

（三）循环系统

1. 冠心病（CTA,DSA）

2. 高血压性心脏病（X线）

3. 风湿性心脏病（X线）

（1）二尖瓣狭窄

（2）二尖瓣狭窄并关闭不全

4. 肺源性心脏病

（1）右心室肥大

（2）肺动脉高压

5. 房间隔缺损（X线）

6. 室间隔缺损（X线）

7. 法洛四联症（X线）

8. 心包疾病

（1）心包积液（X线,CT）

（2）慢性缩窄性心包炎（X线）

9. 心力衰竭（X 线）

(1) 间质性肺水肿

(2) 肺泡性肺水肿

10. 大血管病变（CTA）

(1) 肺动脉栓塞

(2) 主动脉夹层

（四）消化系统及泌尿系统

1. 急腹症

(1) 气腹（X 线）

(2) 肠梗阻（X 线）

1) 完全 / 不完全

2) 高位小肠 / 低位小肠 / 结肠

3) 机械性（含绞窄性）/ 动力性（麻痹性）

4) 特殊类型：肠套叠、急性坏死性小肠炎

(3) 腹腔实质性脏器损伤（CT）

1) 肝损伤

2) 脾损伤

3) 肾脏损伤

2. 食管（钡餐）

(1) 食管静脉曲张

(2) 食管癌（浸润型、增生型、溃疡型）

(3) 食管贲门失弛缓症

3. 胃（钡餐）

(1) 胃溃疡

(2) 胃癌（浸润型、增生型、溃疡型 - 半月综合征）

4. 肠道（钡餐）

(1) 十二指肠溃疡

(2) 肠结核（溃疡型 - 跳跃征，增殖型）

(3) 结肠癌（浸润型、增生型、溃疡型）

5. 肝（CT）

(1) 肝脓肿

(2) 肝海绵状血管瘤

(3) 肝细胞癌

(4) 肝转移瘤

(5) 肝硬化（代偿期，失代偿期）

6. 胆道（CT，MRCP）

(1) 胆囊结石

(2) 胆管结石

(3) 肝外胆管癌

7. 胰腺(CT)

(1) 急性胰腺炎

(2) 慢性胰腺炎

(3) 胰腺癌

8. 泌尿系统(KUB,IVP,CTU)

(1) 肾结石

(2) 输尿管结石

(3) 肾结核

(4) 输尿管结核

(5) 肾癌(CT)

(6) 肾盂癌(CT)

(7) 膀胱癌(CT)

(五) 神经五官系统

1. 脑肿瘤(MRI)

(1) 星形细胞瘤(1~4级)

(2) 脑膜瘤(常见部位:矢状窦旁、脑凸面、蝶骨嵴、嗅沟、桥小脑角、大脑镰及小脑幕,均要掌握)

(3) 垂体大腺瘤

(4) 听神经瘤

(5) 颅咽管瘤(CT,MRI)

(6) 转移瘤

2. 脑外伤(CT)

(1) 颅骨骨折(线性,凹陷性)

(2) 脑挫裂伤

(3) 脑内血肿

(4) 硬膜外血肿

(5) 硬膜下血肿

(6) 蛛网膜下腔出血

3. 脑出血(CT,MRI)

高血压性脑出血(各时期:急性期、吸收期、囊变期)

4. 脑梗死(CT,MRI,MRA)

(1) 缺血性脑梗死

(2) 腔隙性脑梗死

5. 动脉瘤(CTA)

(1) 前交通动脉动脉瘤

（2）后交通动脉动脉瘤

（3）颈内动脉瘤

6. 椎管内肿瘤（MRI）

（1）髓内肿瘤（室管膜瘤，星形细胞瘤）

（2）髓外硬膜内肿瘤（神经源性肿瘤，脊膜瘤）

（3）硬膜外肿瘤（转移瘤）

7. 脊髓损伤（MRI）

8. 鼻咽癌

第二节　辅　导　要　求

一、建立基本的影像学诊断思维

重点培养学生正确的图像解读与诊断思维，主要包括如下内容：

1. 图像解读前注意事项　图像解读前应注意核实患者姓名、检查号及核对左右，明确检查目的和所用成像技术，评价图像质量和辨别伪影。比如在 2012 年全国临床技能竞赛中就出现了男性病人因右侧胸腔积液需做胸穿，而提供的胸片为具有左侧胸腔积液的女性病人胸片，需选手经过核对后，要求更换胸片进行诊断，否则会导致该站点得分为零分。

2. 全面有序地解读图像，收集影像学信息　正确区分正常与异常，准确使用解剖学术语对病变进行定位，对局灶性病变注重观察病变部位、数目和分布、形状、大小、边缘、内部密度或信号的改变、器官本身功能性改变和邻近器官组织的变化，将影像学信息提炼为影像学基本病变或关键的诊断切入点。

3. 建立快速有效的影像诊断思维　根据收集的影像学信息，初步推断病灶的定位、定性特征和病理基础，结合疾病发生概率进行排序，密切结合临床资料，提出可能诊断，该过程可概括为"定位、定性、结合临床下结论"，具体到骨骼、呼吸、循环、消化及神经等系统疾病，可有各自的特点。

二、能快速规范地给出影像学诊断

本书主要以医学影像学本科教材及七、八年制教材中包括的病种（共 197 个）来备考，要求学生能规范完整地做出诊断，不同分型的疾病（比如骨肉瘤溶骨型、成骨型和混合型）均需能用中英文双语熟练地做出诊断，每个病种至少纳入 10 例以上，常见病种如肺癌、骨折、肠梗阻、脑膜瘤等需尽可能包括多种常见的临床情况，辅导老师需要开动脑筋，发挥主观能动性，影像老师与相关临床老师联合备课，尽可能多地设计一些诊断上的陷阱，比如类似大量胸腔积液的一侧肺不张，卧位胸片有皮下气肿和肋骨骨折提示存在患侧气胸，一侧胸腔积液合并继发性肺结核等，以应对竞赛中的复杂情况。

竞赛中曾出现的诊断及评分细则如下：

1. 左（1 分）股骨（1 分）下端（1 分）溶骨型（2 分）骨肉瘤（5 分）。

2. 慢性纤维化空洞型(5 分)肺结核(5 分)。

3. 右上肺(2 分)周围型(3 分)肺癌(5 分)。

4. 胃小弯(2 分)溃疡型(3 分)胃癌(5 分)。

5. 肝右前叶(3 分)下段(1 分)血管瘤(6 分)。

6. 胆总管下段(4 分)结石(6 分)。

7. 右肾(2 分)多发(2 分)结石(6 分)。

8. 左侧(1 分)基底节区(2 分)脑出血(5 分)破入脑室(2 分)。

9. 右侧(1 分)小脑幕(2 分)脑膜瘤(7 分)。

10. L_5/S_1(2 分)椎间盘变性(2 分)并向后(1 分)脱出(5 分)。

三、合理地将影像学诊断有效结合临床

影像诊断必须客观,应密切结合临床,首先考虑常见病与典型病,结合以往影像学资料的动态变化,通过合理的辩证思维,用"一元论"来解释获得的影像学与临床资料,作出最后诊断。

(熊 曾 刘进康)

第二章

辅 导 内 容

第一节　医学影像学本科及七、八年制
教材中包括的病种

一、骨骼系统(读图并写出诊断)

病例1: 1岁男孩,左肘外伤后疼痛半小时。

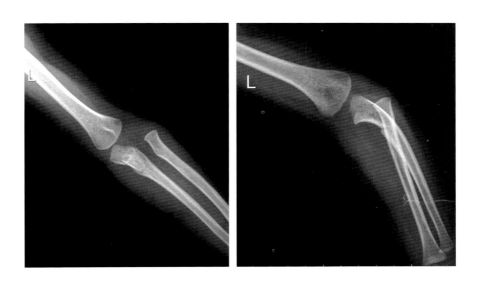

　　诊断:左尺骨上段青枝骨折,左桡骨上段向外后方脱位,左上尺桡关节脱位。

　　诊断要点:左尺骨上段部分骨小梁中断 + 左桡骨小头向外后方移位 + 左上尺桡关节间隙增宽。

病例2: 年轻女性,右上肢外伤3小时。

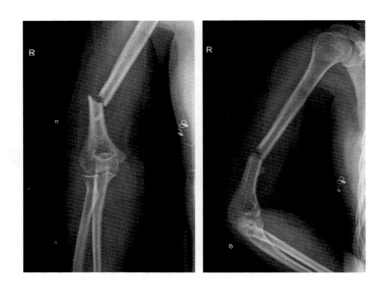

诊断:右肱骨下段完全性骨折。

诊断要点:右肱骨下段骨折线 + 骨干连续性完全中断,远侧断端向上移位,向外成角。

病例3: 8岁男孩,外伤半小时。

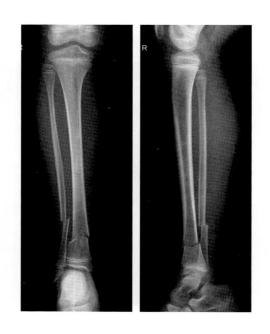

诊断:右侧胫、腓骨下段横形骨折。

诊断要点:右侧胫、腓骨下段骨折线 + 骨折线垂直于骨长轴 + 右腓骨远侧断端向内后移位。

病例 4： 6 岁男孩,左下肢外伤 2 小时。

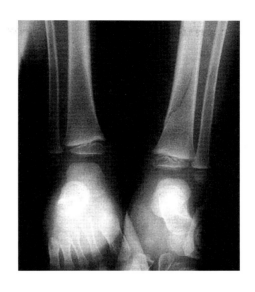

诊断:左胫骨下段斜形骨折。
诊断要点:左胫骨下段骨折线 + 骨折线呈斜形。

病例 5： 中年男性,右下肢外伤 5 小时。

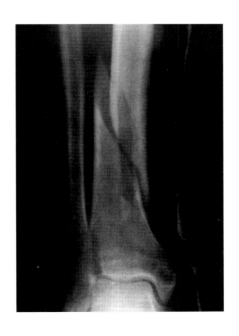

诊断:右胫骨下段螺旋形骨折。
诊断要点:右胫骨下段骨折线 + 骨折线呈螺旋形。

病例6： 48岁男性,车祸致全身多处外伤40分钟。

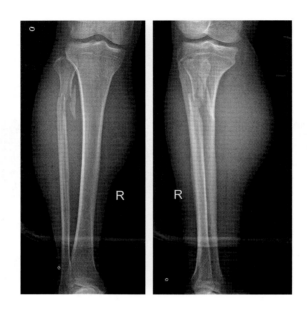

诊断:右腓骨上段粉碎性骨折。

诊断要点:右腓骨上段骨折线 + 碎骨片超过三块。

病例7： 与病例6为同一患者,车祸两月后复查。

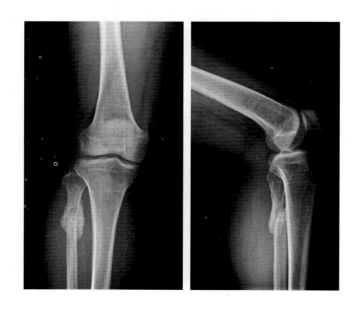

诊断:右腓骨上段陈旧性骨折。

诊断要点:右腓骨上段原骨折处骨痂形成 + 外伤超过3周。

病例 8: 64 岁女性,双膝关节疼痛 5 天,一年前有右胫、腓骨骨折史。

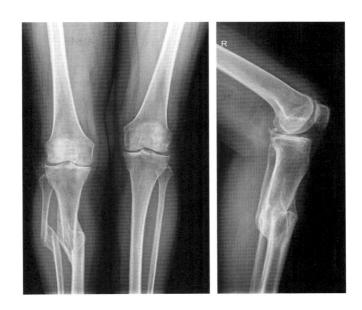

诊断:右胫腓骨上段骨折畸形愈合。

诊断要点:右胫腓骨上段骨折断端骨痂形成 + 对位对线不佳。

病例 9: 46 岁男性,右胫、腓骨骨折术后 2 年。

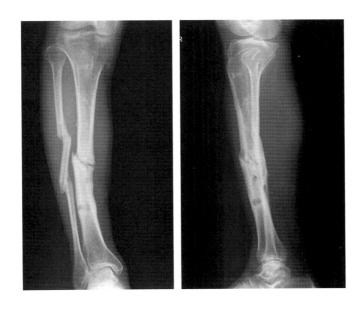

诊断:右胫骨中段骨折不愈合,右腓骨中段骨折畸形愈合。

诊断要点:右胫骨中段骨折半年以上 + 断端硬化,无有效骨痂;右腓骨中段骨折断端骨痂形成 + 对位对线不佳。

病例 10: 60 岁女性,乳腺癌病史,左大腿疼痛 5 天。

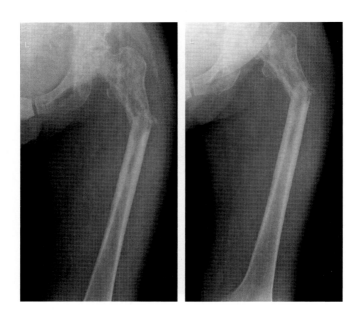

诊断:左股骨上段、左髋臼乳腺癌骨转移并左股骨上段病理性骨折
诊断要点:骨折线 + 肿瘤致骨质破坏 + 轻微外伤史。

病例 11: 10 岁女孩,右腕摔伤 3 小时。

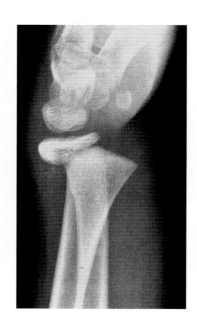

诊断:右桡骨远端骺离骨折。
诊断要点:右桡骨远端骨骺向背侧移位 + 小儿。

病例 12： 13 岁男孩,左腕外伤 2 小时。

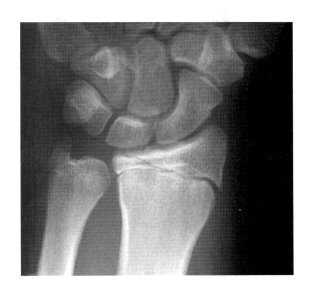

诊断:左桡骨远端骨骺骨折。
诊断要点:左桡骨远端骨骺斜形骨折。

病例 13： 3 岁男孩,摔伤致右膝疼痛 2 小时。

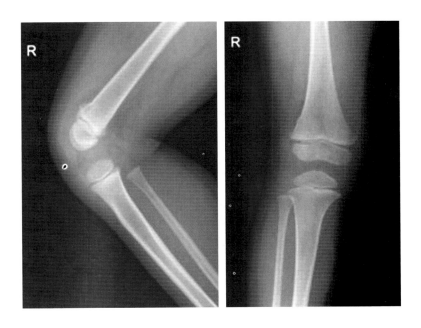

诊断:右股骨远端青枝骨折。
诊断要点:右股骨远端前外侧骨皮质皱褶。

病例 14： 老年女性,摔倒后向前扑倒,右手掌着地 5 小时。

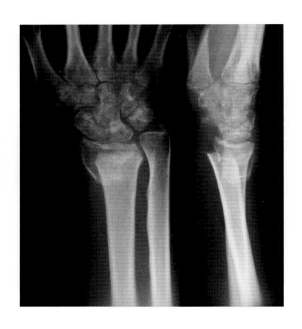

诊断:右桡骨 Colles 骨折、右尺骨茎突撕脱性骨折、右下尺桡关节半脱位。

诊断要点:右腕关节距桡骨远端关节面 2.5cm 内骨折 + 远侧断端向背侧移位、向掌侧成角 + 尺骨茎突骨折 + 右下尺桡关节距离增宽。

病例 15： 7 岁男孩,左肘关节外伤后疼痛并活动受限半天。

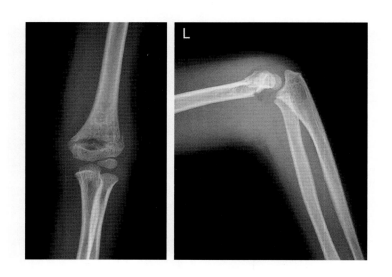

诊断:伸直型左肱骨髁上骨折。

诊断要点:肱骨髁上骨折线 + 远侧断端向背侧倾斜 + 骨折向掌侧成角。

病例 16： 老年男性,摔伤后右髋疼痛活动受限半天。

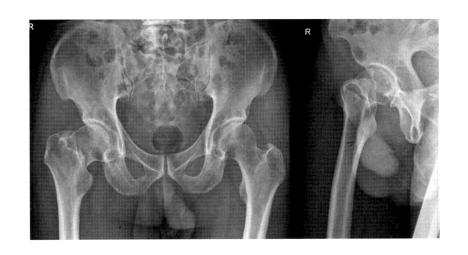

诊断:右侧股骨颈骨折。

诊断要点:右股骨颈骨小梁中断,股骨颈缩短,远侧断端外上移位。

病例 17： 21 岁男性,外伤致腰部疼痛伴双下肢麻木疼痛乏力 7 天。

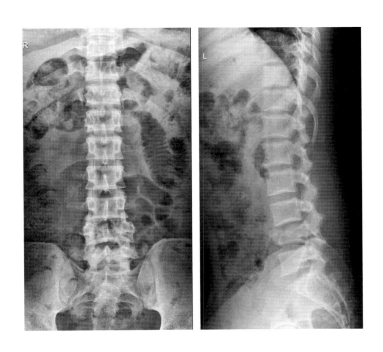

诊断:L_4 椎体爆裂骨折。

诊断要点:椎体上下终板粉碎骨折 + 前中后柱都受累 + 骨碎片突入椎管,致椎管相对性狭窄。

病例 18： 与病例 17 为同一患者。

诊断:L$_4$椎体爆裂骨折。

诊断要点:椎体上下终板粉碎骨折＋前中后柱都受累＋骨碎片突入椎管,致椎管相对性狭窄。

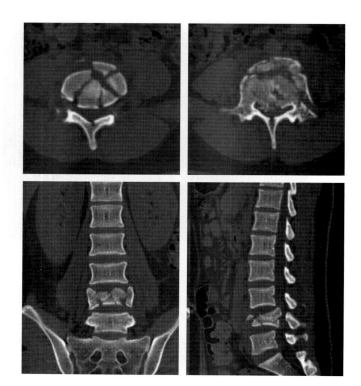

病例 19： 与病例 17、18 为同一患者。

诊断:L$_4$椎体爆裂骨折。

诊断要点:椎体上下终板粉碎骨折＋前中后柱都受累(椎体骨挫伤、骨碎片突入椎管)＋后方脊髓受压挫伤＋棘上棘间韧带损伤。

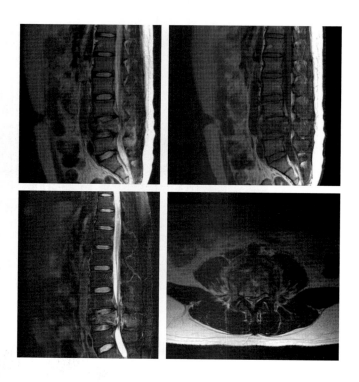

病例 20：　36 岁男性,高处坠落伤 1 天。

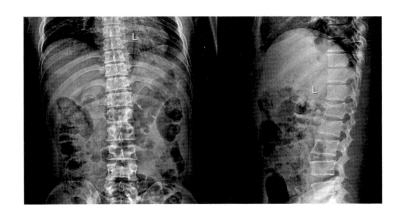

诊断:L_1、L_2 椎体压缩骨折。

诊断要点:椎体前侧上部终板塌陷、皮质断裂,后柱正常,楔形椎体。

病例 21：　与病例 20 为同一患者。

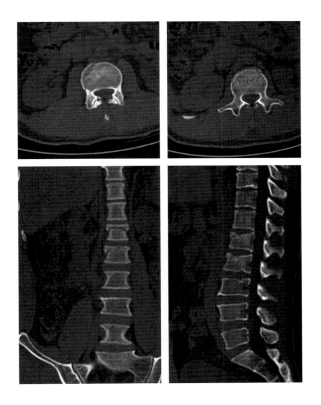

诊断:L_1、L_2 椎体压缩骨折。

诊断要点:椎体前侧上部终板塌陷、皮质断裂 + 椎体前缘条状碎骨片 + 后柱正常 + 椎体呈楔形。

病例 22: 与病例 20、21 为同一患者。

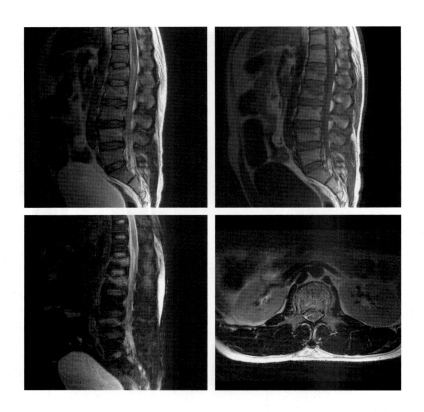

诊断:L_1、L_2 椎体压缩性骨折,L_4 椎体骨挫伤。

诊断要点:椎体前侧上部终板塌陷、皮质断裂,椎体呈较长 T_1 较长 T_2 信号,后柱正常,椎体呈楔形。

病例 23: 41 岁女性,腰腿部疼痛 1 周。

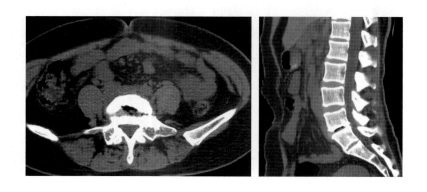

诊断:L_4/L_5 椎间盘变性,L_5 椎体骶化。

诊断要点:椎间盘内"真空"征 + 高度下降。

病例 24： 58 岁女性,腰疼伴麻木 1 年。

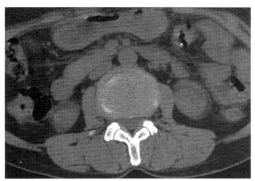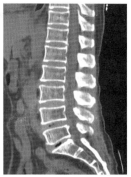

诊断：L_1/L_2 椎间盘膨出 , L_4/L_5、L_5/S_1 椎间盘变性。

诊断要点：椎间盘向四周均匀膨出于椎体边缘,其后缘正中仍保持前凹的形态 +L_4/L_5、L_5/S_1 椎间盘内"真空"征。

病例 25： 42 岁男性,腰部不适 20 天。

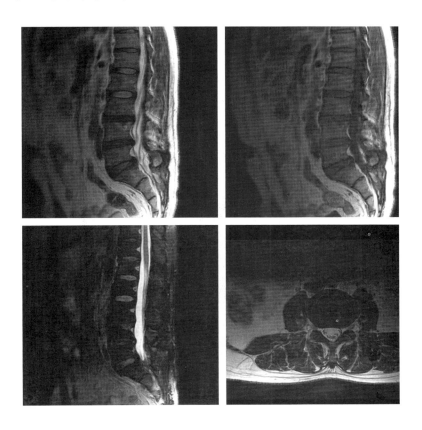

诊断：L_3/L_4 椎间盘变性并膨出。

诊断要点：L_3/L_4 椎间盘高度下降 +T_2WI 上椎间盘信号减低 + 椎间盘向四周均匀膨出。

病例 26： 47 岁女性,腰部疼痛 2 月。

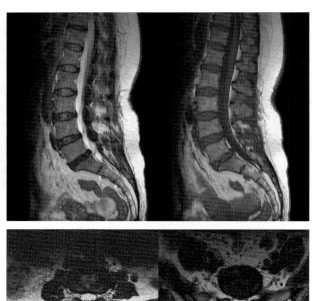

诊断:L_4/L_5 椎间盘膨出,L_5/S_1 椎间盘中央型突出。

诊断要点:纤维环低信号影向四周均匀膨隆,高信号的髓核仍位于纤维环之内,硬膜囊前缘和两侧椎间孔脂肪呈光滑、对称弧形压迹。

病例 27： 33 岁女性,腰部不适。

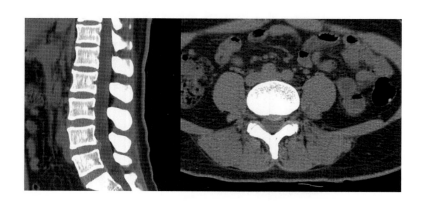

诊断:L_4/L_5 椎间盘中央型突出。

诊断要点:椎间盘后缘向椎管内后正中型局限性突出,密度与相应椎间盘一致、高于硬膜囊。硬膜外脂肪间隙消失,硬膜囊前缘受压移位。

病例 28： 35 岁女性,腰部不适。

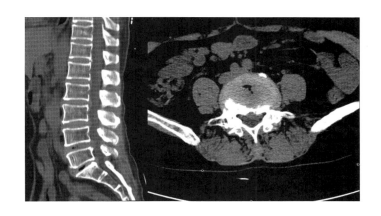

诊断:L$_4$/L$_5$ 椎间盘旁中央型突出。

诊断要点:椎间盘后缘突出部位偏向一侧,密度与相应椎间盘一致。硬膜外脂肪间隙消失,硬膜囊前缘、侧方及神经根受压移位。

病例 29： 24 岁男性,双下肢麻木疼痛四月余。

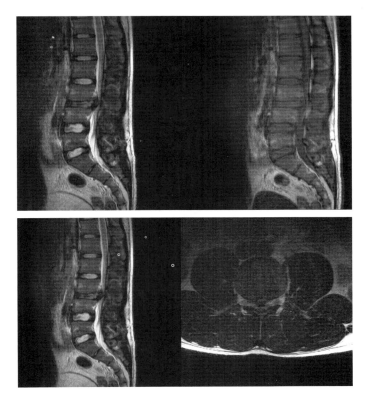

诊断:L$_3$/L$_4$ 椎间盘中央型突出。

诊断要点:椎间盘后缘向椎管内后正中型局限性突出。

病例 30： 39 岁男性,腰痛 8 天。

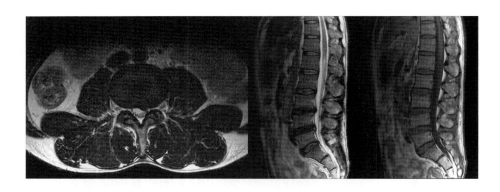

诊断:L_3/L_4 椎间盘旁中央型突出。

诊断要点:椎间盘后缘突出部位偏向一侧,髓核突出于低信号纤维环之外,硬膜囊、脊髓或神经根受压。

病例 31： 47 岁女性,腰背痛、双下肢痛 1 年余。

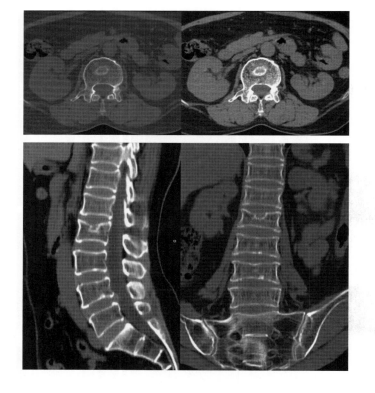

诊断:L_2 终板上缘许莫氏结节。

诊断要点:椎体上缘松质骨内边缘清楚的隐窝状压迹,中心密度低,外周为反应性硬化。

病例 32： 59 岁女性,腰痛 7 天。

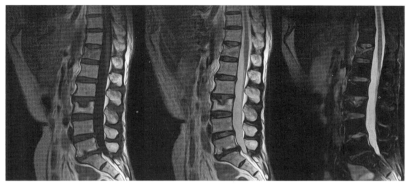

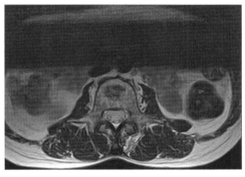

诊断:L₂ 终板上缘、L₅ 终板下缘许莫氏结节。

诊断:L_2 终板上缘、L_5 终板下缘许莫氏结节。
诊断要点:椎体上下缘半圆形压迹,与同水平髓核等信号。

病例 33： 22 岁女性,左大腿红肿热痛 3 周,伴畏寒,白细胞升高。

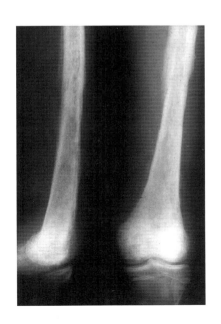

诊断:左股骨急性化脓性骨髓炎。

诊断要点:骨质破坏为主(骨质破坏、骨膜增生)+没有明显的死骨+没有明显的修复性改变(骨质增生硬化)+"红肿热痛"的急性炎症临床症状。

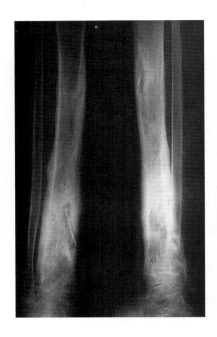

病例 34: 39 岁男性,右小腿肿胀、轻微疼痛 1 年。

诊断:右胫骨慢性化脓性骨髓炎。

诊断要点:骨质修复为主(广泛骨质增生硬化伴脓腔、死骨)。

病例 35: 14 岁男性,右小腿疼痛 1 年余。

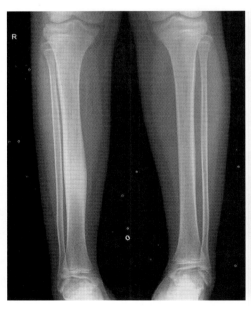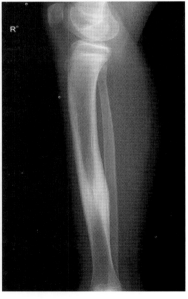

诊断:右胫骨干慢性硬化性骨髓炎(Garre 骨髓炎)。

诊断要点:骨质硬化(骨膜皮质增厚,髓腔狭窄),边界不清 + 长骨骨干梭形增粗,外缘光滑整齐 + 无死骨形成 + 临床症状局部肿胀疼痛。

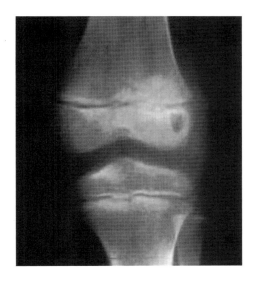

病例 36： 7 岁男性,左膝关节疼痛 3 个月

诊断:左股骨下端慢性骨脓肿(Brodie 骨脓肿)。

诊断要点:长骨卵圆形骨破坏区,早期边缘模糊,周围无明显骨硬化,进展期边缘清晰,见硬化缘。

病例 37： 15 岁男性,左大腿下段疼痛 2 个月。

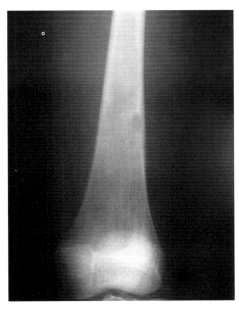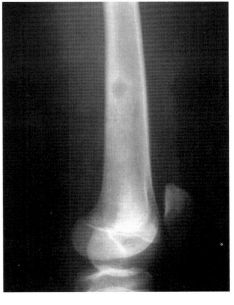

诊断:左股骨下段慢性骨脓肿(Brodie 骨脓肿)。

诊断要点:长骨卵圆形骨破坏区,早期边缘模糊,周围无明显骨硬化,进展期边缘清晰,见硬化缘。

病例38： 35岁女性，颈部不适3月。

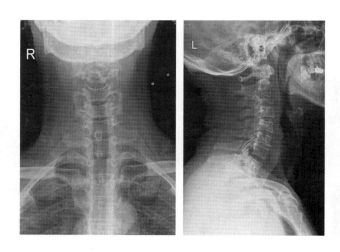

诊断：C_2、C_3椎体结核伴颈前脓肿。

诊断要点：椎体边缘骨质破坏 + 椎间隙变窄 + 咽后壁冷性脓肿。

病例39： 68岁男性，颈痛伴四肢麻木乏力40余天。

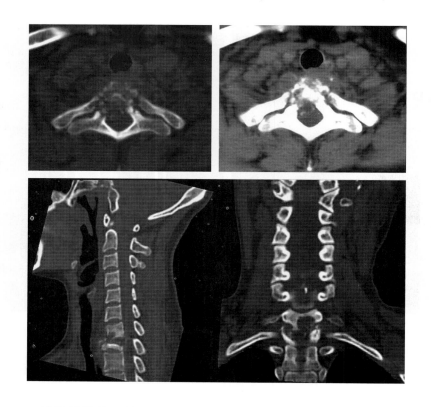

诊断：C_7、T_1椎体结核伴颈前脓肿。

诊断要点：椎体边缘骨质破坏（碎骨片进入椎管）+ 椎间隙变窄 + 咽后壁冷性脓肿。

病例 40： 41 岁女性,颈部疼痛、四肢麻木乏力 2 年。

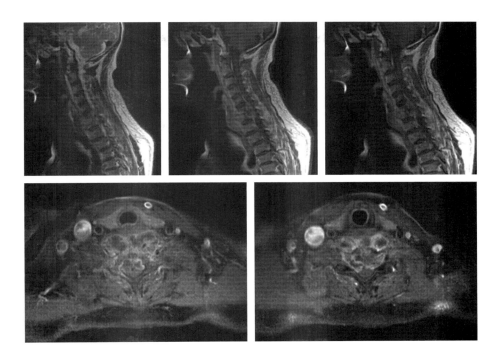

诊断:C_6、C_7 椎体结核伴颈前脓肿。

诊断要点:椎体边缘骨质破坏 + 椎间隙变窄 + 后突畸形 + 咽后壁较长 T_2 信号冷性脓肿。

病例 41： 44 岁女性,胸背痛 1 年余,双下肢麻木乏力 2 月。

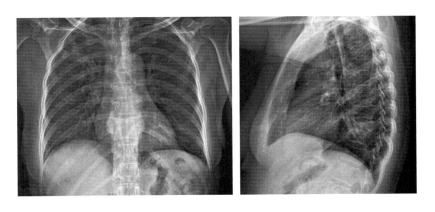

诊断:T_9、T_{10} 椎体结核伴椎旁脓肿。

诊断要点:边缘性骨质破坏 + 椎间隙变窄 + 后突畸形 + 椎旁冷性脓肿(胸椎两旁梭形软组织肿胀影)。

病例 42： 60 岁女性,胸背痛 1 月,加重 20 天,伴有大小便功能障碍。

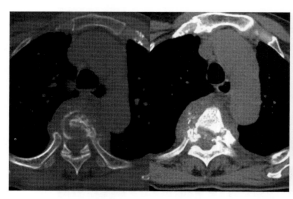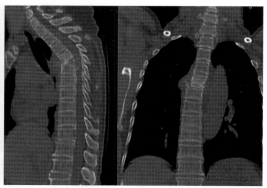

诊断:胸椎结核伴椎旁脓肿。

诊断要点:边缘性骨质破坏(碎骨片突入椎管)+ 椎间隙变窄或消失 + 后突畸形 + 椎旁冷性脓肿。

病例 43： 与病例 41 为同一患者。

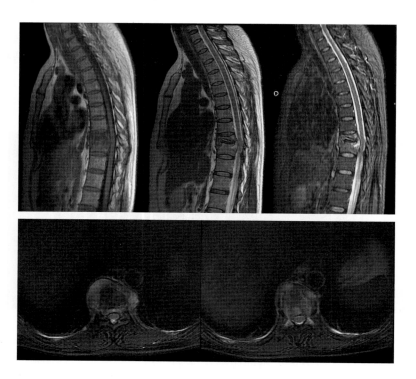

诊断:胸椎结核伴椎旁脓肿。

诊断要点:椎体边缘骨质破坏(碎骨片突入椎管)+ 椎间隙变窄 + 后突畸形 + 椎旁较长 T_2 信号冷性脓肿。

病例 44： 56 岁女性,腰背痛 2 月余,右下肢痛 1 月余。

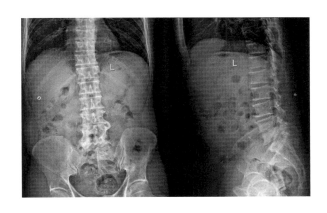

诊断:L$_4$、L$_5$、S$_1$ 腰椎结核。

诊断要点:椎体边缘骨质破坏 + 椎间隙变窄。

病例 45： 与病例 44 为同一患者。

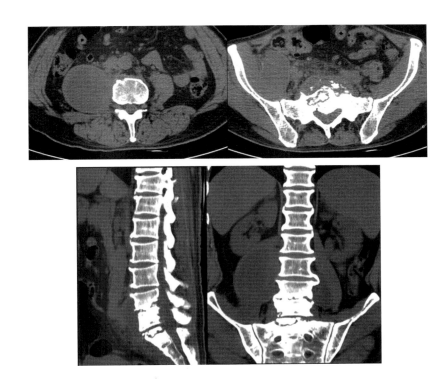

诊断:L$_4$、L$_5$、S$_1$ 腰椎结核伴腰大肌脓肿、髂窝脓肿。

诊断要点:边缘性骨质破坏 + 泥沙样死骨 + 椎间隙变窄(椎间盘破坏)+ 椎旁冷性脓肿(表现为双侧腰大肌脓肿、右髂窝脓肿)。

37

病例 46： 36 岁男性,反复腰痛 3 年,加重并行走困难 7 天。

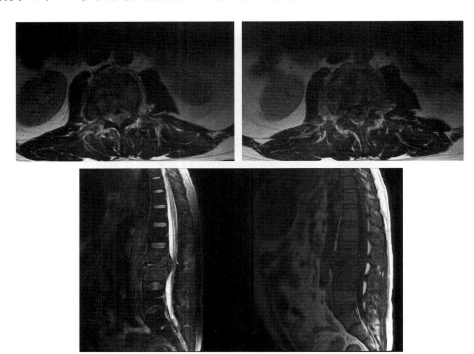

诊断:L₃、L₄ 腰椎结核伴腰大肌脓肿。

诊断要点:边缘性骨质破坏 + 椎间隙变窄(椎间盘破坏)+ 腰大肌脓肿。

病例 47： 41 岁女性,左膝部疼痛半年。

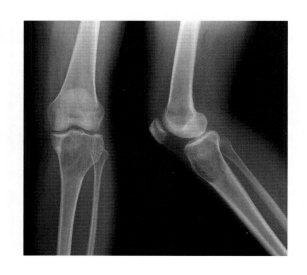

诊断:左胫骨上端骨巨细胞瘤(分房型)。

诊断要点:干骺愈合后的骨端 + 膨胀性多房性偏心性骨破坏 + 无硬化缘 + 无骨膜反应 + 无钙化骨化 + 横向膨胀倾向。

病例48： 30 岁女性,左膝不适 2 月余。

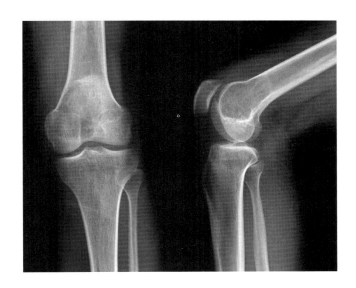

诊断:左股骨下端骨巨细胞瘤(溶骨型)。

诊断要点:干骺愈合后的骨端 + 单纯溶骨性偏心性地图样骨质破坏 + 无硬化缘 + 无骨膜反应。

病例49： 年轻女性,左腕关节肿痛 3 月余。

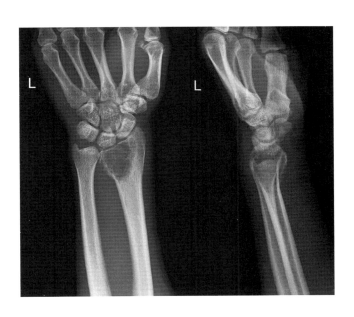

诊断:左桡骨远端骨巨细胞瘤。

诊断要点:桡骨远端膨胀性偏心性溶骨性骨质破坏(骨性关节面为肿瘤的部分骨性包壳),无硬化缘、无骨膜反应。

病例50: 13岁女孩,外伤致左上臂疼痛、肿胀、功能障碍1天。

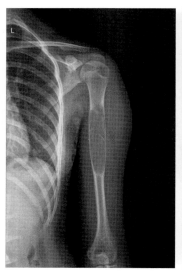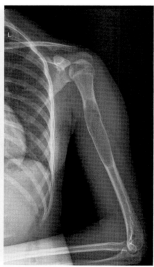

诊断:左肱骨中段骨囊肿并病理性骨折。

诊断要点:长管状骨干髓腔+中心性沿骨干长轴发展+外缘光整+病理性骨折时可见"骨片陷落征"。

病例51: 10岁女孩,右股骨下段肿块3月。

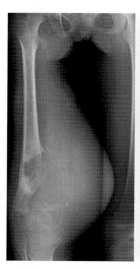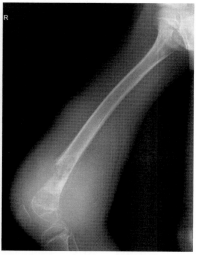

诊断:右股骨下段溶骨型骨肉瘤。

诊断要点:青少年+长骨干骺端+明显恶性特征,"Codman三角"+骨质破坏为主伴软组织肿块,瘤骨少、骨膜反应轻。

病例 52：　18 岁男性，左髋痛 2 月。

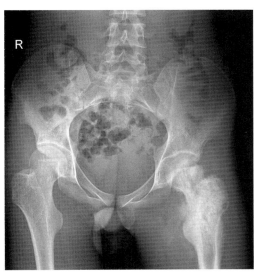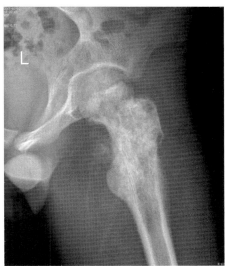

　　诊断：左股骨上段成骨型骨肉瘤。

　　诊断要点：青少年 + 长骨干骺端 + 大量肿瘤新生骨形成（骨内和软组织肿块内大量云絮状瘤骨）+ 骨膜反应明显 + 骨破坏不明显。

病例 53：　16 岁男性，右肩关节疼痛 2 个月。

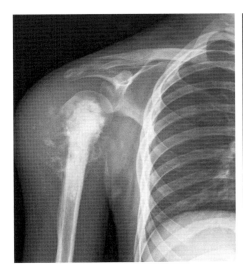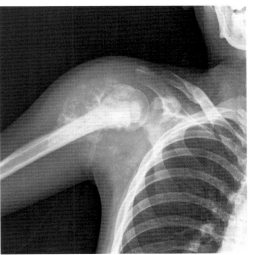

　　诊断：右肱骨上段混合型骨肉瘤。

　　诊断要点：青少年 + 长骨干骺端 + 瘤骨、骨膜反应、骨质破坏并存。

病例 54： 51 岁男性,肺癌病史,右大腿后侧疼痛 3 周。

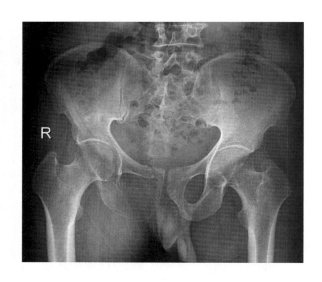

诊断:右侧坐骨、耻骨下支转移瘤(溶骨型)。
诊断要点:原发肿瘤病史 + 溶骨性骨质破坏、无骨膜增生。

病例 55： 49 女性,乳腺癌病史,肩背痛 2 月余。

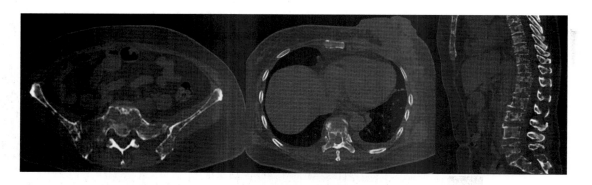

诊断:转移瘤(溶骨型)。
诊断要点:原发肿瘤病史 + 多发骨质破坏 + 附件受累,椎间隙正常,椎旁未见冷性脓肿,有时可见软组织肿块(与椎体结核不同)。

病例 56： 老年男性，前列腺癌病史，全身痛 1 月。

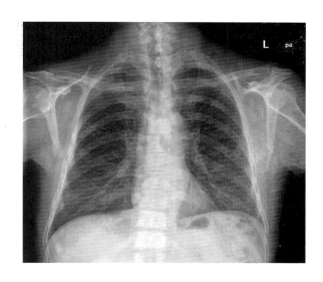

诊断：右肱骨头、左锁骨、胸椎、肋骨多发转移瘤（成骨型）。
诊断要点：原发肿瘤病史 + 多发骨质密度增高 + 关节间隙正常。

病例 57： 34 岁女性，乳腺癌病史，全身痛 2 月。

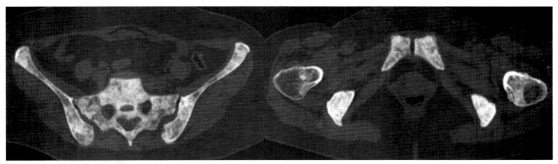

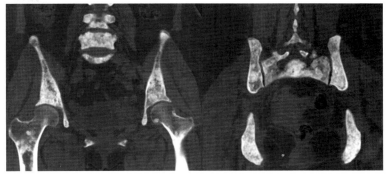

诊断：乳腺癌骶骨、髂骨、股骨、腰椎多发转移瘤（成骨型）。
诊断要点：原发肿瘤病史 + 多发骨质密度增高 + 关节间隙正常。

病例 58： 63 岁男性,肺癌病史,左肩疼痛 3 月。

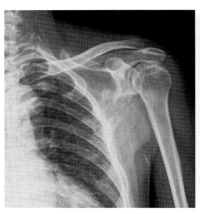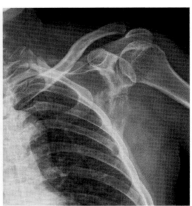

诊断:左肩胛骨转移瘤(混合型)。

诊断要点:原发肿瘤病史 + 多发骨质破坏,兼有溶骨型与成骨型病灶的表现 + 关节间隙正常。

病例 59： 63 岁女性,左下肺癌化疗后。

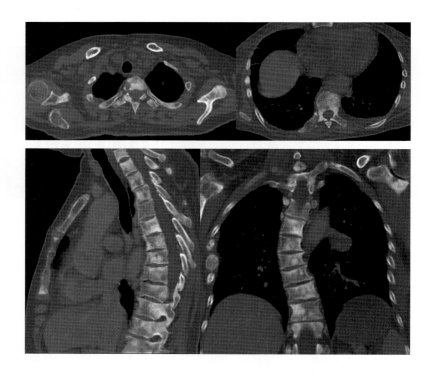

诊断:肺癌肩胛骨、肋骨、肱骨、脊椎转移瘤(混合型)。

诊断要点:原发肿瘤病史 + 多发骨质破坏,兼有溶骨型与成骨型病灶的表现 + 关节间隙正常。

病例 60： 63 岁男性,肺癌病史,腰背痛 3 月。

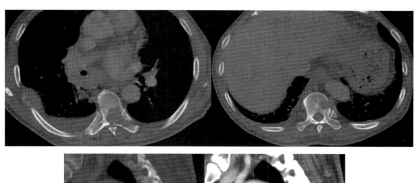

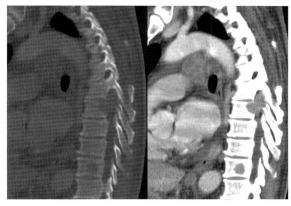

诊断:脊椎转移瘤(溶骨型)。

诊断要点:原发肿瘤病史 + 多发椎体椎弓根溶骨性骨质破坏,椎间隙正常。

病例 61： 45 岁男性,鼻咽癌病史。

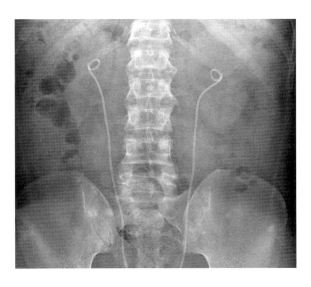

诊断:脊椎转移瘤(成骨型)。

诊断要点:椎体、椎弓根、髂骨松质骨内多发高密度灶,椎体不变形。

病例 62： 与病例 61 为同一患者。

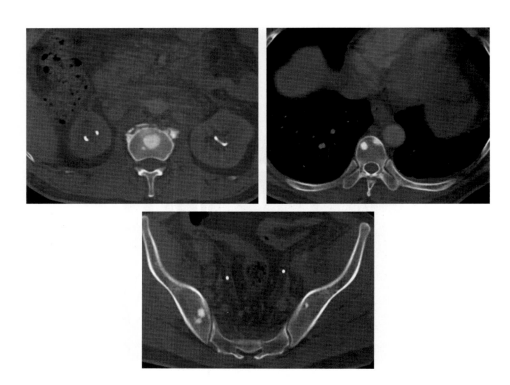

诊断：脊椎、髂骨转移瘤（成骨型）。

诊断要点：松质骨内多发边界清楚高密度灶，椎体不变形。

病例 63： 48 岁女性，乳腺癌病史，腰痛 3 月。

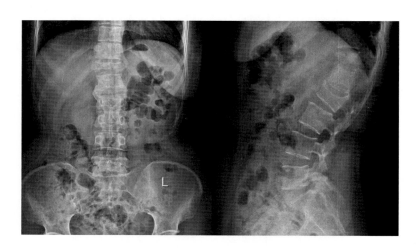

诊断：T_{12}、L_1、L_2 椎体脊椎转移瘤（混合型）。

诊断要点：兼有溶骨型（压缩变形）与成骨型病灶的表现。

病例 64： 50 岁女性，肺癌病史。

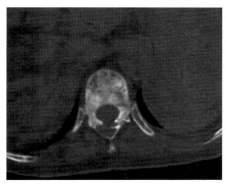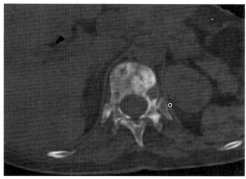

诊断：脊椎转移瘤（混合型）。
诊断要点：兼有溶骨型与成骨型病灶的表现。

病例 65： 6 岁女孩，鸡胸。

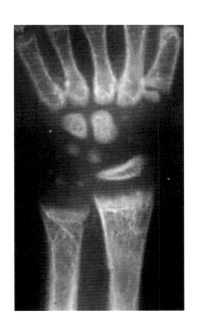

诊断：佝偻病（极期）。
诊断要点：骺板先期钙化带模糊，干骺端呈杯口状，骨小梁稀疏呈毛刷状高密度影，边缘模糊。骨骺骨化中心出现延迟，骨骺与干骺端间距加大。

病例 66： 2 岁男孩,佝偻病治疗后。

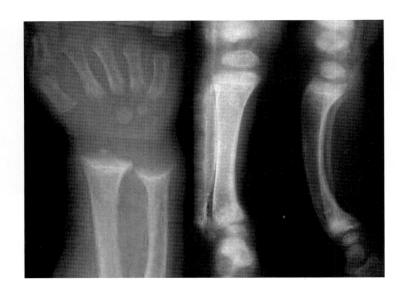

诊断:佝偻病(缓解期)。

诊断要点:骺板先期钙化带增厚,边缘清楚、规则,骨骺骨化中心相继出现,承重长骨弯曲畸形。

病例 67： 41 岁男性,右踝肿胀疼痛 2 年余,行走不能 1 月余。

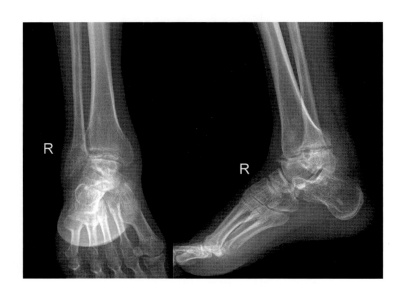

诊断:右踝化脓性关节炎。

诊断要点:关节周围软组织肿胀 + 关节承重面软骨下骨质破坏、关节间隙变窄 + 局部骨质疏松 + 临床关节积液实验室检查。

病例 68： 60 岁女性，左肘强直，10 年前有红肿热痛病史。

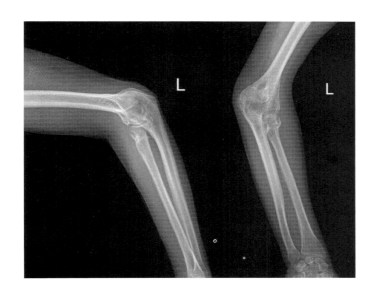

诊断：左肘关节骨性强直。

诊断要点：关节间隙消失，骨小梁通过，化脓性关节炎常见愈合表现。

病例 69： 50 岁男性，右髋关节疼痛 1 年，腰椎结核术后。

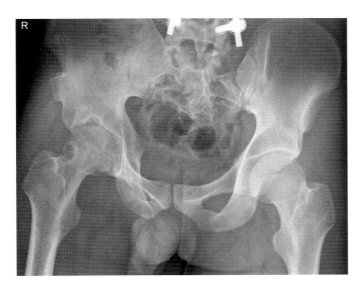

诊断：右髋关节结核性关节炎（骨型）。

诊断要点：单侧大关节 + 在骨骺与干骺结核的基础上出现关节周围软组织肿胀，关节边缘性骨质破坏、普遍性骨质疏松及关节间隙不对称狭窄（非负重面明显）+ 病情发展缓慢，晚期才出现关节间隙变窄。

病例 70： 36 岁男性，右膝疼痛肿胀伴活动受限 3 年。

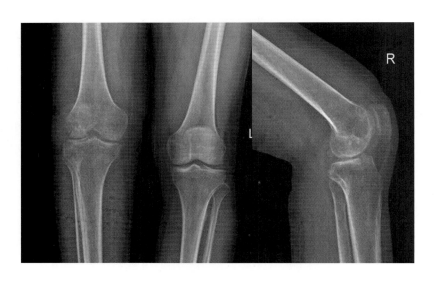

诊断：右膝关节结核性关节炎（滑膜型）。

诊断要点：关节囊和关节周围软组织肿胀＋邻关节骨质疏松＋关节边缘骨质破坏＋非匀称性关节间隙变窄（非负重面明显）＋病情发展缓慢，晚期才出现关节间隙变窄。

病例 71： 75 岁女性，双膝疼痛 3 年。

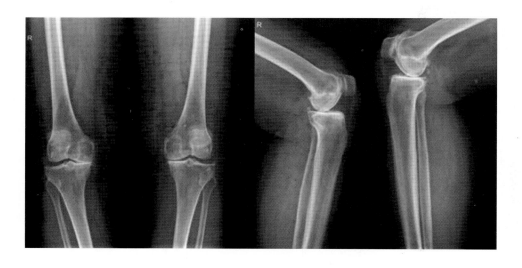

诊断：双膝关节退行性骨关节病。

诊断要点：软骨下骨质硬化＋边缘骨赘形成＋承重面关节间隙变窄＋关节面下囊性变（常有窄硬化带）＋老年＋对称性改变。

病例 72： 老年男性,左下肢麻木疼痛 1 月余。

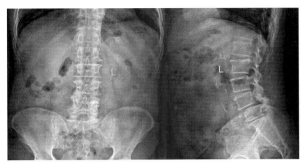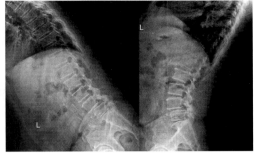

诊断:腰椎退行性变,L$_4$/$_5$ 腰椎滑脱。

诊断要点:椎体边缘唇样骨赘形成 + 椎间隙变窄 + 腰椎滑脱 + 老年人。

病例 73： 42 岁男性,颈肩部不适 20 余天。

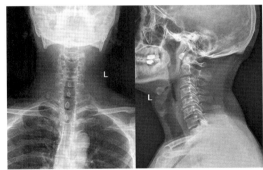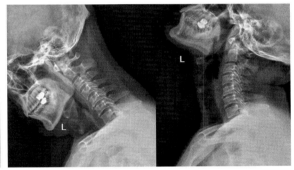

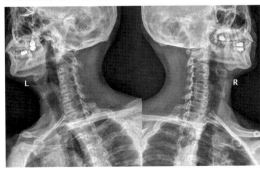

诊断:颈椎退行性变。

诊断要点:颈椎生理弯曲变直 + 椎间隙变窄,椎体边缘部唇样骨赘形成 + 钩突关节增生、椎间孔变小 + 前纵韧带钙化。

病例 74: 中年女性,多关节肿痛十余年,血清类风湿因子阳性。

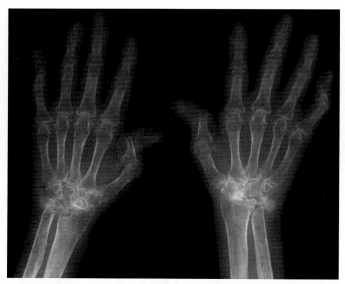

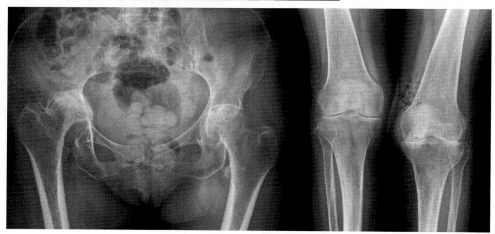

诊断:类风湿性关节炎。

诊断要点:骨质疏松 + 近侧指间关节周围梭形软组织肿胀 + 近端指间关节、腕关节、腕掌关节、桡腕关节间隙狭窄 + 软骨下边缘性骨侵蚀 + 指间关节屈曲、过伸畸形 + 髋关节间隙中心性狭窄、股骨头轴向移位、髋臼内突 + 膝关节间隙变窄 + 无骨质增生 + 临床病史(晨僵,关节肿痛病史,类风湿因子阳性)。

病例 75: 50 岁男性,腰背痛 19 年。

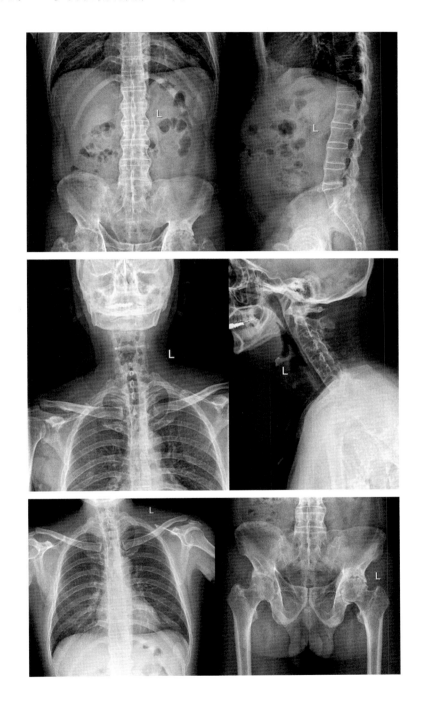

诊断:强直性脊柱炎。

诊断要点:双侧骶髂关节、双髋关节对称性间隙变窄,关节面虫蚀状骨质破坏 + 方形椎 + 竹节状脊柱(椎旁韧带广泛钙化)。

(彭娴婧)

二、呼吸系统（读图并写出诊断）

病例1： 反复咳嗽、咳痰伴痰中带血十余年，加重时咳大量浓臭痰。

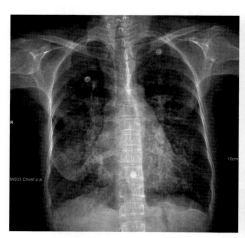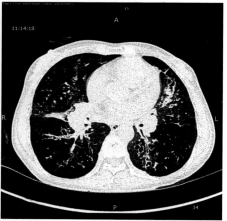

诊断：支气管扩张。

诊断要点：咳嗽、咳痰、咯血三大主要症状 +X 线双肺多发小管状及小囊状透亮影形成"卷发样"改变 +CT 管状及囊状扩张支气管。

病例2： 4 岁患儿，咳嗽、咳痰伴发热 5 天。

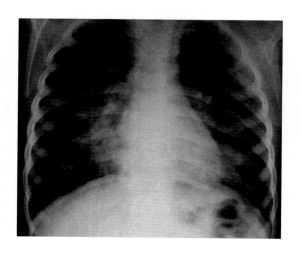

诊断：支气管肺炎。

诊断要点：双中下肺野内中带沿支气管分布斑片模糊影 + 小儿发热。

病例3： 2岁患儿,咳嗽、咳痰伴发热5天。

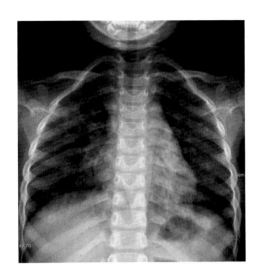

诊断：支气管肺炎。
诊断要点：双中下肺野内中带沿支气管分布斑片模糊影＋小儿发热。

病例4： 咳嗽、高热2天,咳铁锈色痰1天。

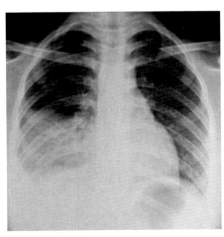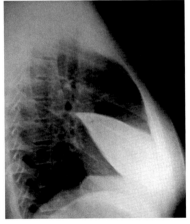

诊断：右中叶大叶性肺炎(实变期)。
诊断要点：右中叶大片均匀致密影＋空气支气管征＋高热咳铁锈色痰。

病例 5： 35 岁男性,高热 10 天,近两天体温已下降,未予抗感染治疗。

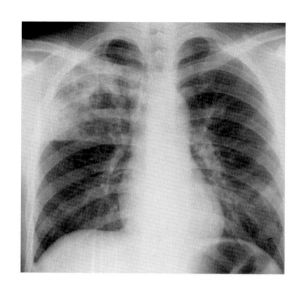

诊断：右上叶大叶性肺炎(消散期)。

诊断要点：右上叶渗出灶 + 急起高热 + 有自愈倾向 + 青壮年。

病例 6： 咳嗽、高热 4 天,咳铁锈色痰 1 天。

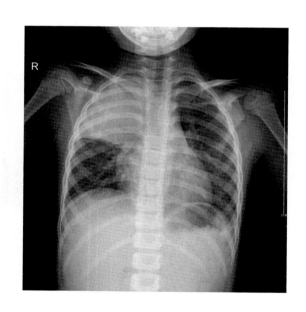

诊断：右上叶大叶性肺炎(实变期)。

诊断要点：右上叶大片均匀致密影 + 空气支气管征 + 高热咳铁锈色痰。

病例 7： 发热、咳嗽 4 个月余,伴进行性呼吸困难。

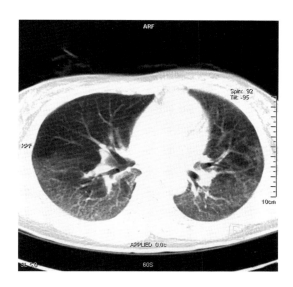

诊断:间质性肺炎。
诊断要点:进行性呼吸困难 + 小叶间隔增厚 + 磨玻璃影。

病例 8： 发热、咳嗽 20 天,近 1 周咳出大量脓臭痰。

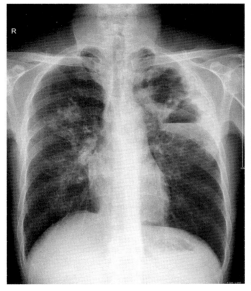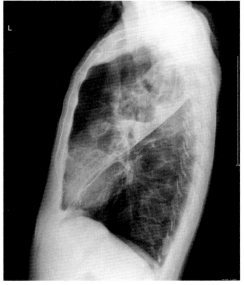

诊断:左上叶尖后段急性肺脓肿,右上叶及右下叶感染。
诊断要点:含液平面空洞 + 周围炎症 + 咳大量脓臭痰病史。

病例9: 反复咳嗽、咳痰 2 年,加重伴大量脓臭痰 2 月,高热 13 天。

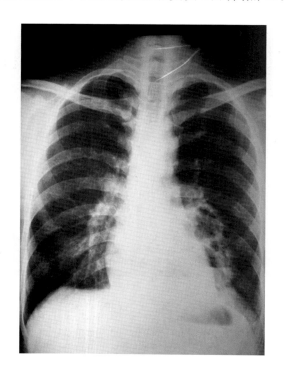

诊断:左下叶慢性肺脓肿。

诊断要点:三多(多房、多腔、大量纤维组织形成)+ 长期咳嗽、脓痰及慢性消耗病史。

病例10: 受凉后畏寒、高热伴咯血半月。

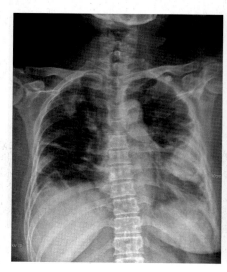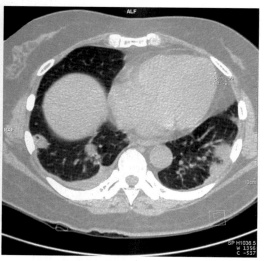

诊断:血源性肺脓肿。

诊断要点:畏寒、高热 + 双肺多发结节及小片病灶。

病例 11： 间歇高热、咳嗽、气促 1 月，有静脉注射海洛因史 2 年。

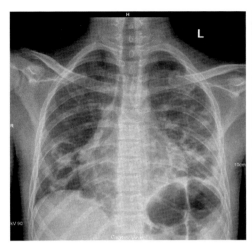 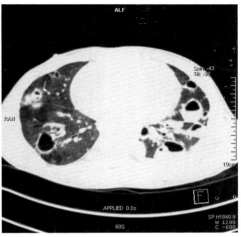

诊断：血源性金葡菌肺脓肿（静脉药瘾性金葡菌肺炎）。
诊断要点：双肺多发肺气囊肿 + 高热、脓痰病史 + 静脉药瘾史。

病例 12： 患儿，4 岁，低热，食欲缺乏 3 月。

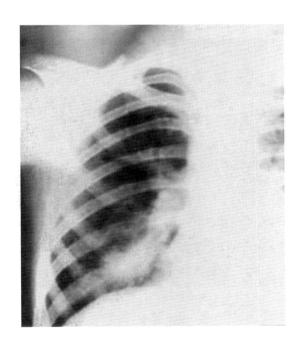

诊断：右下肺原发性肺结核，原发综合征。
诊断要点：哑铃征（右下肺原发病灶 + 引流淋巴管炎 + 引流区域肺门纵隔淋巴结大）。

病例 13： 体检发现肺门肿块 1 周。

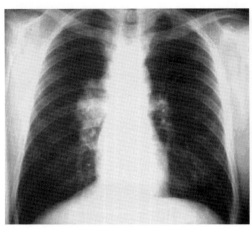 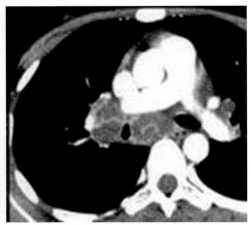

诊断：原发性肺结核，胸内淋巴结结核。
诊断要点：临床症状轻微＋纵隔及肺门淋巴结环形强化。

病例 14： 体检发现双锁骨上肿块 20 余天。

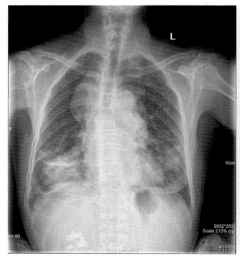 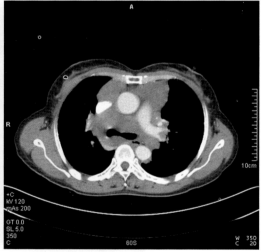

诊断：原发性肺结核，胸内淋巴结结核。
诊断要点：临床症状轻微＋纵隔及双肺门肿大淋巴结融合形成较大肿块＋增强扫描轻度均匀强化。

病例 15： 突起持续高热,伴乏力、体重减轻 3 周。

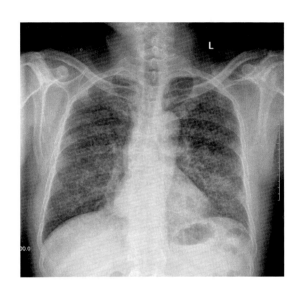

诊断:急性血行播散性肺结核(急性粟粒性肺结核)。
诊断要点:起病急骤且中毒症状严重 + 双肺大小、分布、密度均一致弥漫病灶。

病例 16： 反复发热、咳嗽 10 年,近半年症状加重伴乏力、食欲缺乏。

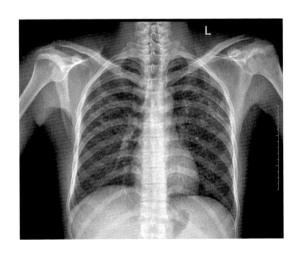

诊断:亚急性血行播散性肺结核。
诊断要点:结核全身中毒症状 + 双肺大小、分布、密度均不一致弥漫病灶。

病例 17: 发热、乏力、盗汗 7 月余。

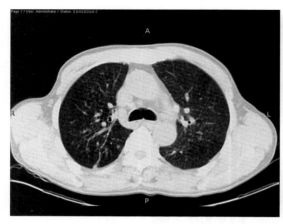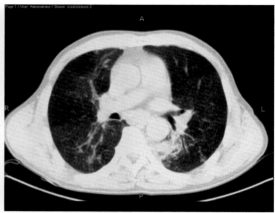

诊断：慢性粟粒性肺结核。

诊断要点：长期结核中毒症状病史 + 三不均匀病灶（双肺大小、分布、密度均不一致）。

病例 18: 发热、咳嗽、咳痰伴痰中带血 3 个月。

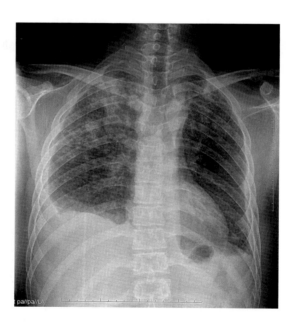

诊断：双上肺浸润型肺结核，右侧少量胸腔积液。

诊断要点：结核好发部位（上叶尖后段及下叶背段，相当于肺尖及锁骨下区）+ 多种基本病变共存（渗出性病变、增殖结节、纤维化、钙化等）+ 病变有收缩性（肺门、水平裂、纵隔等重要邻近结构的移位）。

病例 19：

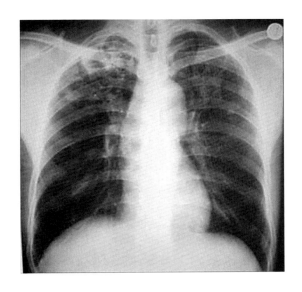

诊断：右上肺浸润型肺结核并空洞形成。

诊断要点：结核好发部位 + 多种基本病变共存 + 病变有收缩性。

病例 20：

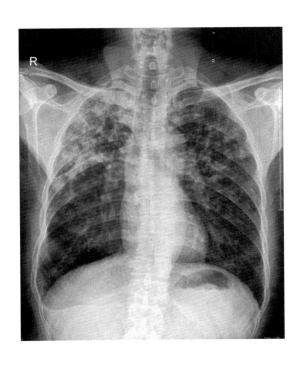

诊断：双上肺浸润型肺结核，右侧少量胸腔积液。

诊断要点：结核好发部位 + 多种基本病变共存 + 病变有收缩性。

病例 21：

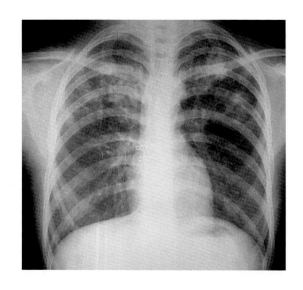

诊断：双上肺浸润型肺结核。

诊断要点：结核好发部位 + 多种基本病变共存 + 病变有收缩性。

病例 22：

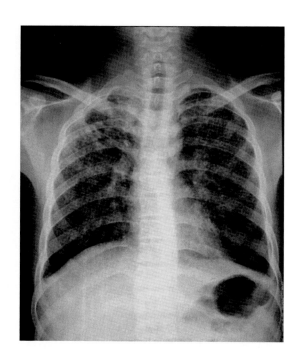

诊断：双上肺浸润型肺结核。

诊断要点：结核好发部位 + 多种基本病变共存 + 病变有收缩性。

病例 23： 咳嗽、咳痰 20 余年,时有加重,并伴有痰中带血。

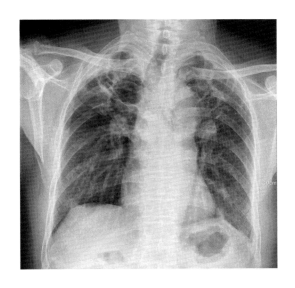

诊断:慢性纤维空洞型肺结核。
诊断要点:长期反复慢性病史 + 双上肺空洞、纤维化病灶 + 双肺门影上提形成垂柳征。

病例 24： 高热、乏力、盗汗 1 月余,痰中找到抗酸杆菌。

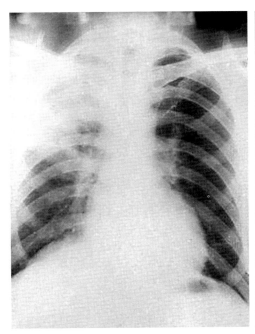 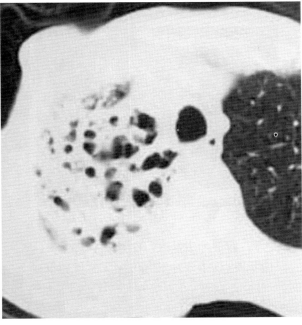

诊断:大叶性干酪性肺炎。
诊断要点:右上肺实变 + 虫蚀样空洞 + 结核中毒症状 + 抗酸杆菌。

病例 25： 发热、乏力、盗汗 4 月余,伴气促 1 月余。

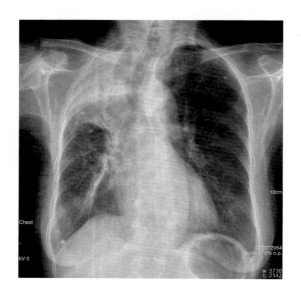

诊断:大叶性干酪性肺炎。

诊断要点:结核中毒症状 + 右上肺实变 + 同侧播散灶。

病例 26： 体检发现右肺病变。

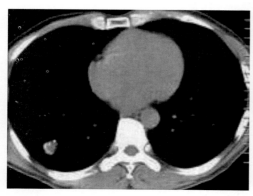 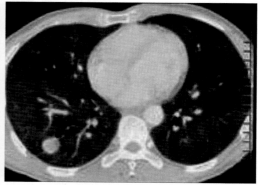

诊断:右下叶后基底段结核瘤。

诊断要点:结核好发部位 + 无恶性特征 + 乏血供 + 钙化 + 卫星灶。

病例 27： 体检发现左上肺病变，偶有咳嗽。

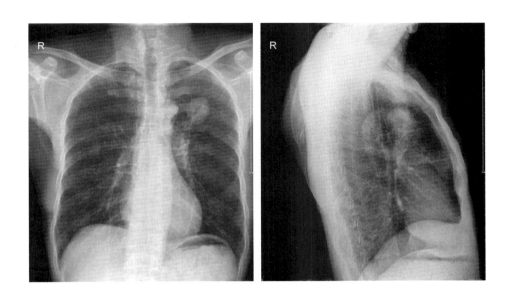

诊断：左上叶前段结核瘤。

诊断要点：边缘光滑结节灶 + 密度偏高 + 少许卫星灶（本例不典型）。

病例 28： 老年男性，刺激性咳嗽，伴咯血 3 月余，吸烟三十余年。

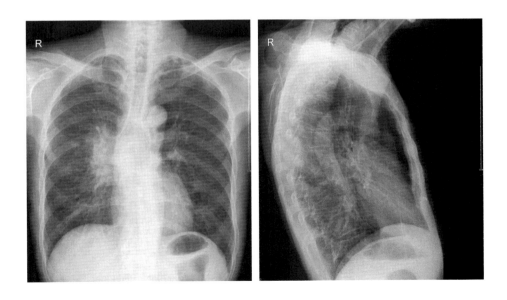

诊断：右肺中央型肺癌。

诊断要点：长期吸烟病史 + 肿块刺激支气管症状 + 直接征象肺门肿块。

病例 29： 咳嗽、痰中带血半年,近 1 月加重伴呼吸困难。

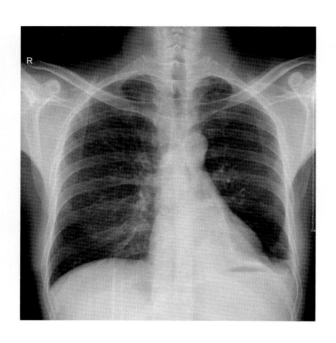

诊断:左下叶中央型肺癌。

诊断要点:间接征象左下叶不张(心影后方左下叶体积缩小,呈三角形,尖端指向肺门,邻近结构移位,左肺门下移)。

病例 30： 反复咳嗽、咯血 6 月。

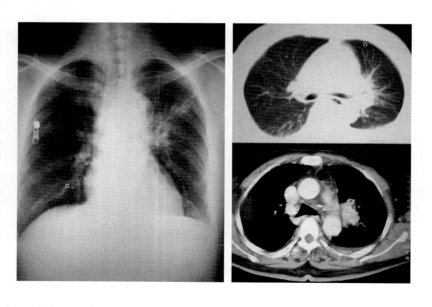

诊断:左上叶尖后段中央型肺癌。

诊断要点:直接征象左肺门肿块 + 间接征象左上叶尖后段阻塞性肺炎。

病例 31： 咳嗽、气促半年,近 1 月咳嗽加重。

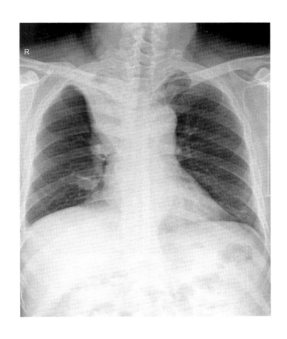

诊断:右上叶中央型肺癌并右上叶不张"反 S 征"。

诊断要点:直接征象右肺门肿块 + 间接征象右上肺不张构成"反 S 征"。

病例 32： 咳嗽、咳痰、咯血 4 天,每日咯血约 10ml。

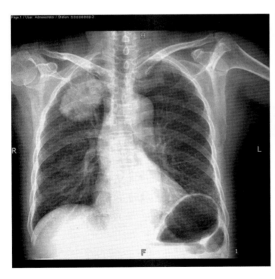
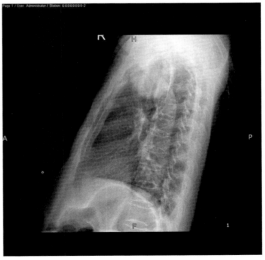

诊断:右上叶前段周围型肺癌。

诊断要点:肿块侵蚀血管症状 + 肿块位于右上叶前段 + 肿块边缘浅分叶及毛刺征。

病例33： 咳嗽、咳痰半年余,近1周出现痰中带血。

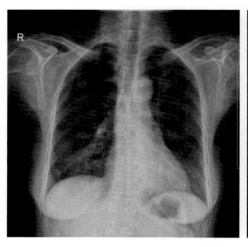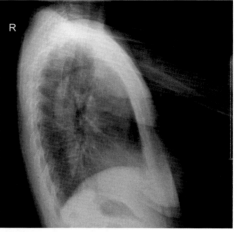

诊断:左上叶前段周围型肺癌。

诊断要点:肿块侵蚀血管症状 + 肿块位于左上叶前段 + 肿块边缘浅分叶及毛刺征。

病例34： 反复咳嗽、气促1年,伴咳大量白黏痰,加重1月。

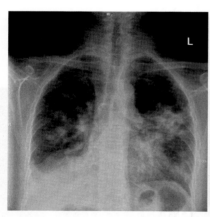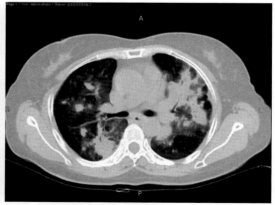

诊断:双肺弥漫型肺泡癌。

诊断要点:临床咳大量黏液痰,但无发热 + 双肺大小不等结节及左舌叶肺段性实变影 + 支气管受累征象(恶性特征)。

病例 35： 下腹部疼痛 1 年余,大便性状改变半年,入院常规胸片。

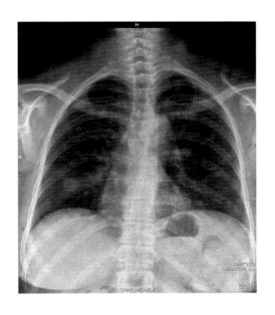

诊断:肺转移瘤。
诊断要点:原发灶 + 双肺多发大小不等结节灶 + 结节灶边缘光滑。

病例 36： 乳腺癌术后患者,入院常规胸片。

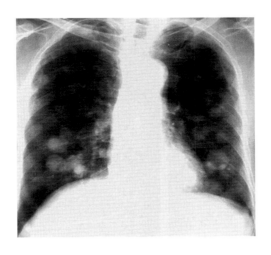

诊断:肺转移瘤。
诊断要点:原发灶 + 肺内多发大小不等结节灶 + 结节灶边缘光滑。

病例 37： 反复咳嗽、气促 19 年。

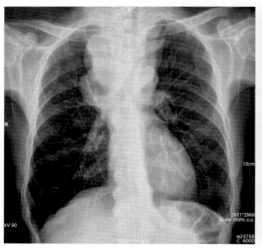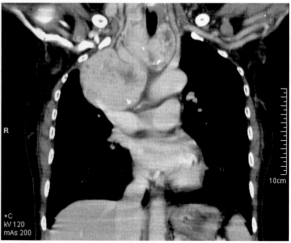

诊断：胸内甲状腺肿。

诊断要点：临床压迫气管症状 + 右上纵隔影增宽 +CT 冠状位显示肿块与颈部甲状腺相连。

病例 38： 抬眼乏力 1 年余，加重伴呼吸困难 3 月。

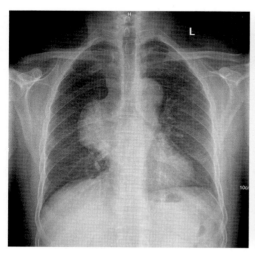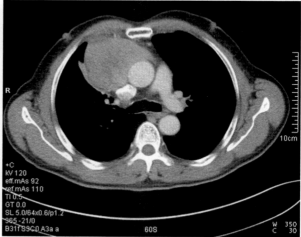

诊断：胸腺瘤。

诊断要点：重症肌无力症状 +X 线右前纵隔占位性病变 +CT 右前纵隔均匀强化肿块，来源于胸腺。

病例 39： 胸痛 3 月,伴咳嗽、气促 7 天。

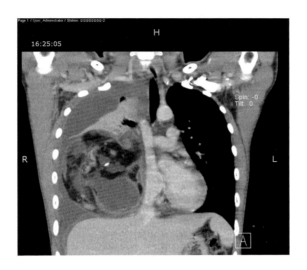

诊断:纵隔畸胎瘤,右侧胸腔积液。

诊断要点:临床压迫症状 +X 线右纵隔占位性病变 +CT 占位内见钙化及脂肪成分。

病例 40： 发现左腋窝淋巴结肿大 8 天。

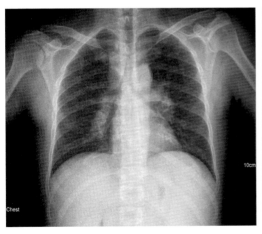 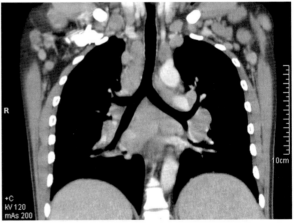

诊断:中纵隔淋巴瘤。

诊断要点:中纵隔、肺门及浅表无痛性淋巴结肿大。

病例 41： 体检发现左纵隔占位 1 月余,偶有咳嗽、咳痰。

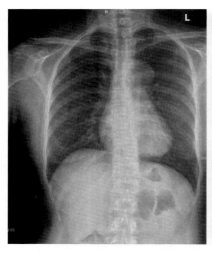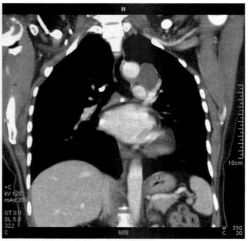

诊断:左中纵隔支气管囊肿。

诊断要点:X 线水滴样下坠征 +CT 示中纵隔气管旁边缘光滑、密度均匀的囊性病灶。

病例 42： 偶然发现胸腔占位 1 月,无临床症状及体征。

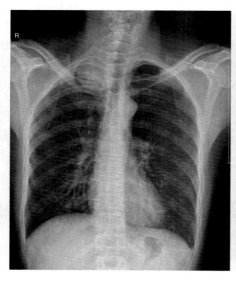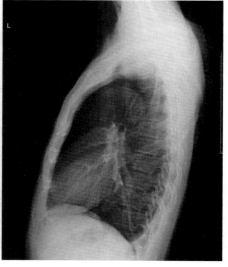

诊断:右上纵隔神经源性肿瘤(神经纤维瘤)。

诊断要点:后上纵隔脊柱旁占位 + 占位边缘光滑锐利、密度均匀。

病例 43： 体检发现纵隔占位 1 月。

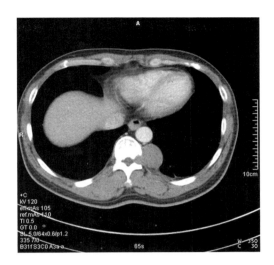

诊断：左后下纵隔神经鞘瘤。
诊断要点：脊柱旁占位 + 哑铃状形态 + 邻近骨质受压吸收 + 左侧椎间孔扩大。

病例 44： 反复水肿、发现蛋白尿 5 年。

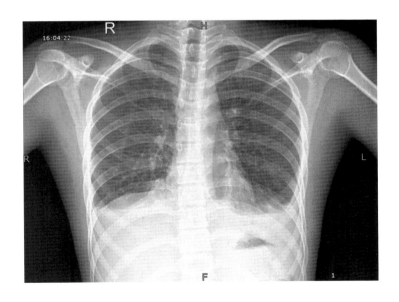

诊断：双侧少量胸腔积液。
诊断要点：肾病病史 + 双侧肋膈角变钝。

病例 45： 发热、左侧胸痛 3 月余。

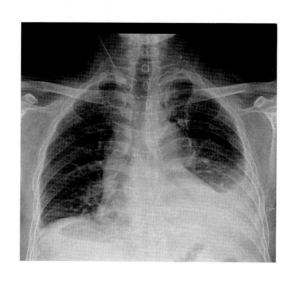

诊断：左侧少量胸腔积液。
诊断要点：左下肺野均匀密度增高影 + 上缘外高内低 + 上缘在第 4 前肋以下。

病例 46： 发热、左侧胸痛 3 月余。

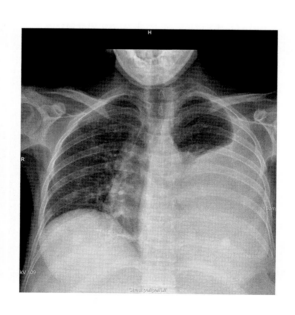

诊断：左侧中量胸腔积液。
诊断要点：左下肺野均匀密度增高影 + 上缘外高内低 + 上缘在第 2~4 前肋间。

病例 47：　发热、右侧胸痛 3 月余。

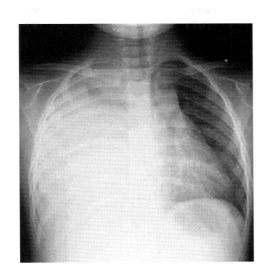

诊断：右侧大量胸腔积液。
诊断要点：右侧肺野均匀密度增高影＋积液上缘超过第 2 前肋＋伴纵隔移位。

病例 48：　发热伴左侧胸痛 5 月余。

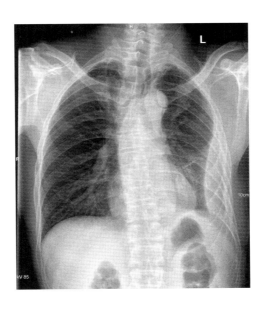

诊断：左侧包裹性胸腔积液。
诊断要点：左侧肺野外带向肺野突出长梭形阴影。

病例49： 发热伴右侧胸痛5月余。

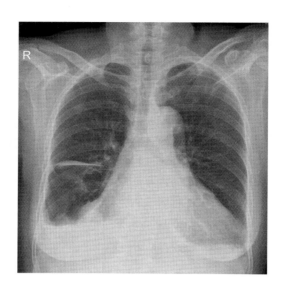

诊断：右侧少量胸腔积液，水平裂包裹性积液。
诊断要点：右侧水平裂长梭形阴影 + 右侧肋膈角变钝。

病例50： 右侧胸痛25天。

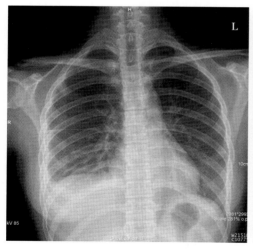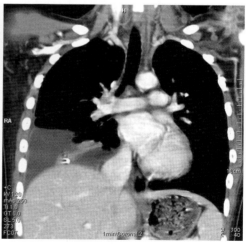

诊断：右侧肺底积液。
诊断要点：立位(平片)示右膈升高，膈圆顶最高点位于外1/3+卧位(CT)示右侧胸腔积液。

病例 51： 胸闷、气促半年，偶有咳嗽。

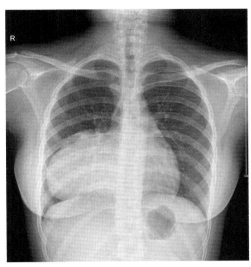 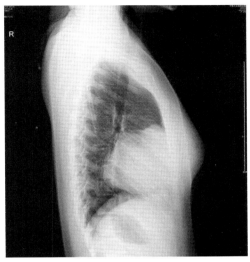

诊断：右侧胸腔占位性病变。

诊断要点：右肺野占位性病变，边缘清晰，可见"轮廓不完整征"和"胸膜外征"，底部宽平贴附于胸膜，呈钝角与纵隔相交（最后病理诊断为胸膜孤立性纤维瘤）。

病例 52： 持续性胸痛 3 个月，且呈进行性加重。

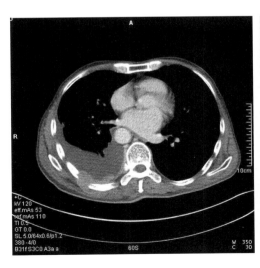 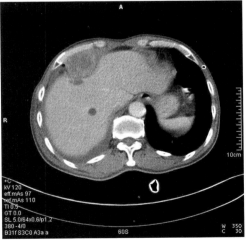

诊断：右侧胸膜转移瘤并右侧胸腔积液。

诊断要点：进行性胸痛病史 + 大量胸腔积液 + 胸膜多发散在不规则结节样增厚。

（周漢玲　熊　曾）

三、循环系统（读图并写出诊断）

病例 1

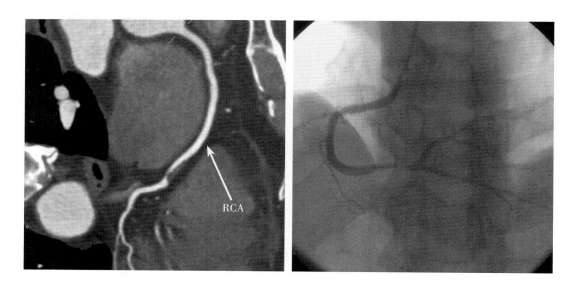

诊断：冠心病。

诊断要点：右侧冠状动脉远段管腔内附壁非钙化斑块＋管腔狭窄。

病例 2

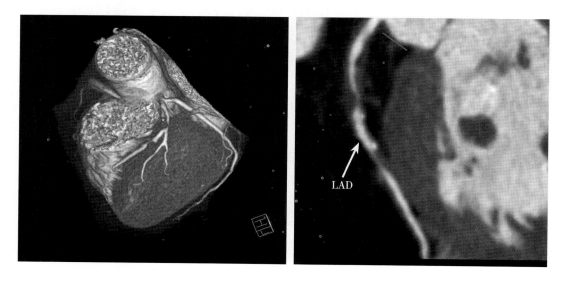

诊断：冠心病。

诊断要点：左侧冠状动脉前降支近段、中段管腔内附壁非钙化和混合型斑块＋管腔明显狭窄。

病例 3： 发现高血压 5 年。

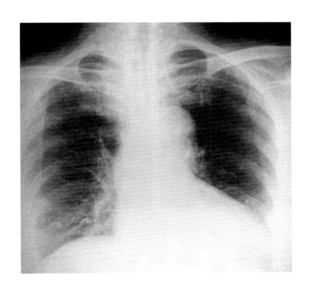

诊断:高血压心脏病。
诊断要点:主动脉型心(靴形心)+ 高血压病史。

病例 4： 发现高血压 6 年。

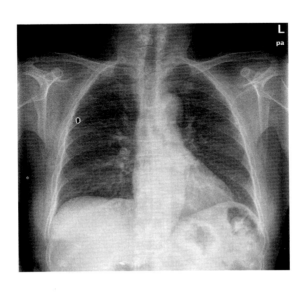

诊断:高血压心脏病。
诊断要点:主动脉型心(靴形心)+ 高血压病史。

病例 5: 中年女性,二尖瓣面容,二尖瓣区可闻及双期杂音。

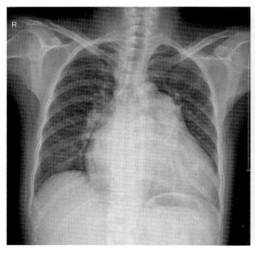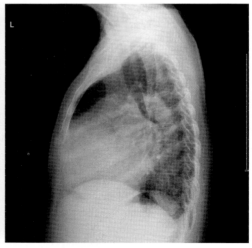

诊断:风湿性心脏病,二尖瓣狭窄并关闭不全。

诊断要点:二尖瓣型心 + 肺淤血 + 左房右室大 + 左室大。

病例 6: 青年女性,二尖瓣区可闻及舒张期杂音。

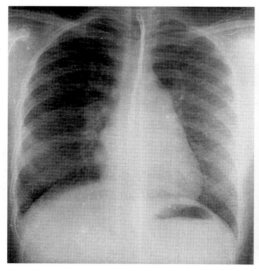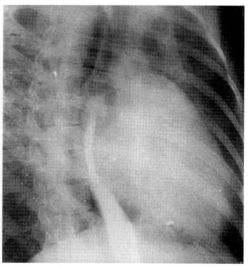

诊断:风湿性心脏病,二尖瓣狭窄。

诊断要点:二尖瓣型心 + 肺淤血 + 左房右室大。

病例 7: 青年女性,二尖瓣面容,二尖瓣区可闻及双期杂音。

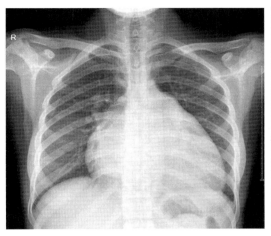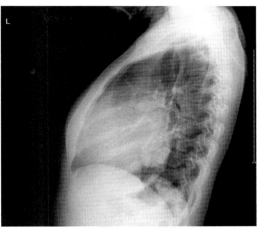

诊断:风湿性心脏病,二尖瓣狭窄并关闭不全。

诊断要点:二尖瓣 – 普大型心 + 肺淤血 + 左房右室大 + 左室大。

病例 8: 年轻女性,二尖瓣面容,二尖瓣区可闻及双期杂音。

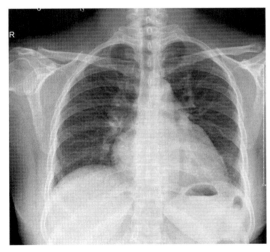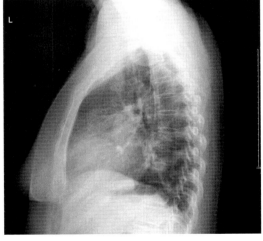

诊断:风湿性心脏病,二尖瓣狭窄并关闭不全。

诊断要点:二尖瓣型心 + 肺淤血 + 左房右室大 + 左室大。

病例9: 慢性支气管炎病史,现呼吸困难。

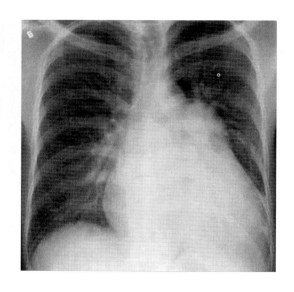

诊断:慢性支气管炎、肺动脉高压、肺源性心脏病。

诊断要点:二尖瓣型心 + 肺动脉段突出(提示肺动脉高压)+ 慢支病史。

病例10: 慢支病史,现呼吸困难。

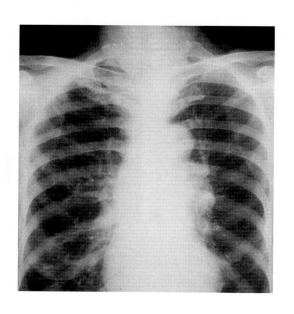

诊断:慢性支气管炎、肺气肿、肺动脉高压、肺源性心脏病。

诊断要点:右室增大 + 肺门截断征(提示肺动脉高压)+ 肺气肿 + 慢支病史。

病例 11： 4 岁男孩,胸骨左缘第 2~3 肋间闻及收缩期杂音。

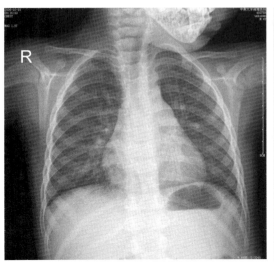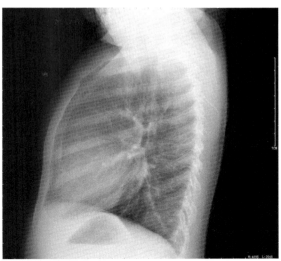

诊断:先天性心脏病,房间隔缺损。

诊断要点:杂音 + 肺充血 + 二尖瓣型心 + 右房右室增大。

病例 12： 49 岁女性,胸骨左缘第 2~3 肋间闻及收缩期杂音。

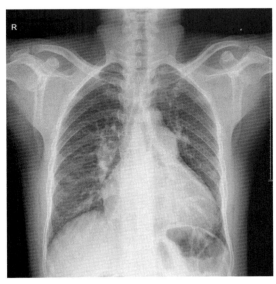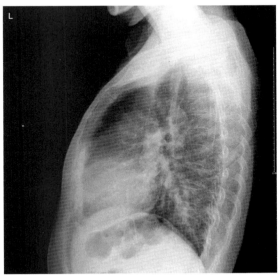

诊断:先天性心脏病,房间隔缺损,二尖瓣疾患(鲁顿巴赫综合征)。

诊断要点:杂音 + 肺充血 + 二尖瓣型心 + 右房右室增大 + 左室大。

病例 13： 18 岁男性,发绀 2 年,胸骨左缘第 3~4 肋间收缩期杂音,P₂亢进。

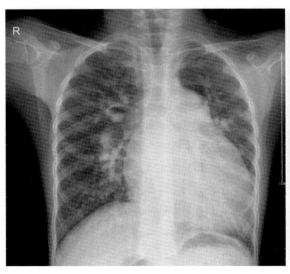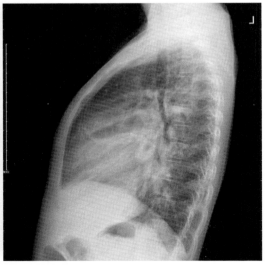

诊断:先天性心脏病,室间隔缺损,肺动脉高压(艾森曼格综合征)。
诊断要点:杂音 + 肺充血 + 发绀 + 二尖瓣型心 + 肺动脉高压 + 右、左室增大。

病例 14： 9 岁男孩,胸骨左缘第 3~4 肋间闻及收缩期杂音。

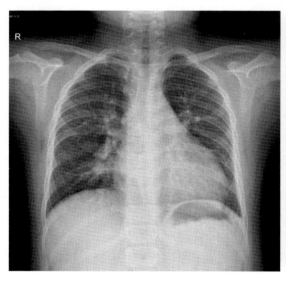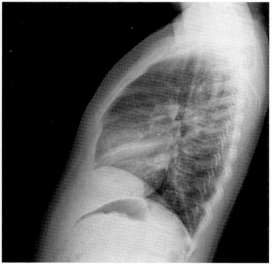

诊断:先天性心脏病,室间隔缺损。
诊断要点:杂音 + 肺充血 + 右室左室增大。

病例 15: 7 月男婴,哭闹后口唇发绀,胸骨左缘第 3~4 肋间闻及收缩期杂音。

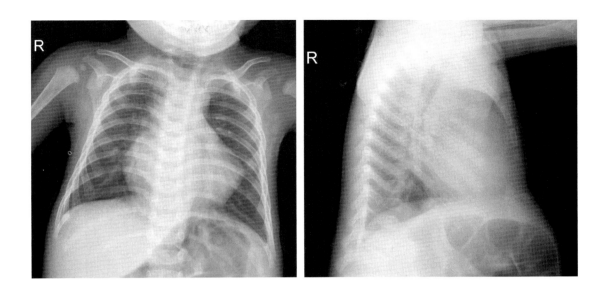

诊断:先天性心脏病,法洛四联症。
诊断要点:杂音 + 肺血减少 + 发绀 + 靴形心 + 右室增大 + 主动脉增宽。

病例 16: 8 岁男孩,出生后发绀,喜蹲踞,胸骨左缘第 3~4 肋间闻及收缩期杂音。

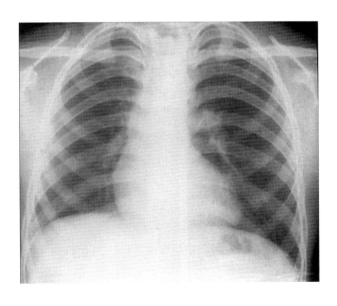

诊断:先天性心脏病,法洛四联症。
诊断要点:杂音 + 肺血减少 + 发绀 + 靴形心 + 主动脉增宽。

病例 17： 8 岁男孩,出生后发绀,喜蹲踞,胸骨左缘第 2~4 肋间闻及收缩期杂音。

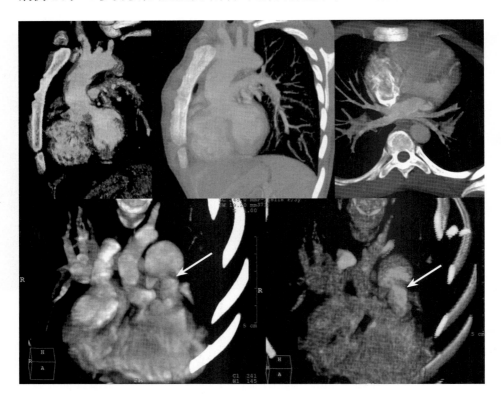

诊断:先天性心脏病,法洛四联症。

诊断要点:杂音 + 肺血减少 + 发绀 + 主动脉骑跨 + 室间隔缺损 + 肺动脉狭窄 + 右心室肥大。

病例 18

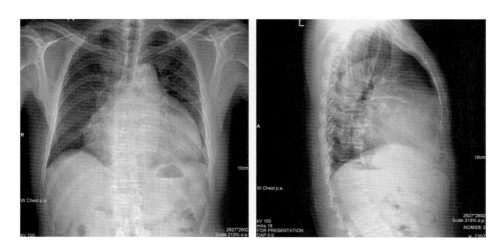

诊断:心包积液。

诊断要点:普大型心 + 肺血管纹理正常 + 心弓各分界消失。

病例 19

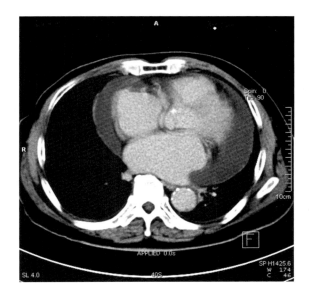

诊断:心包积液。
诊断要点:心包内环形水样密度灶。

病例 20

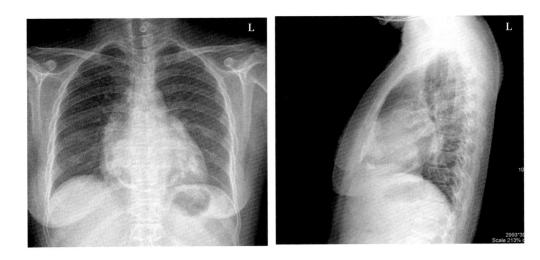

诊断:慢性缩窄性心包炎。
诊断要点:三角形心 + 心包钙化。

病例 21

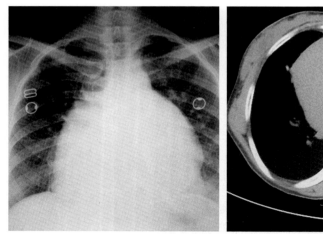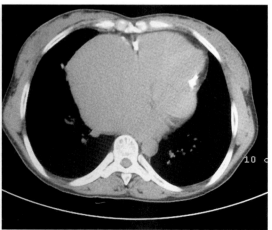

诊断:慢性缩窄性心包炎。
诊断要点:怪异型心形 + 心包钙化。

病例 22

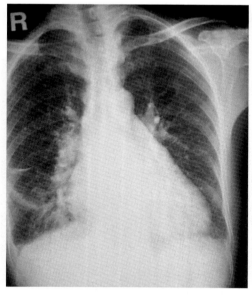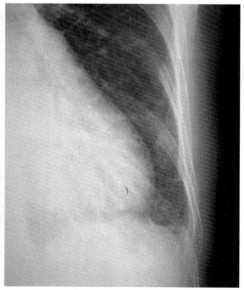

诊断:间质性肺水肿。
诊断要点:肺淤血 + 克氏 B 线。

病例 23

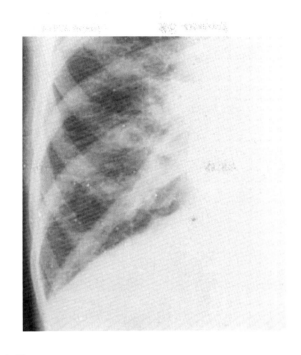

诊断:间质性肺水肿。
诊断要点:肺淤血 + 克氏 B 线。

病例 24

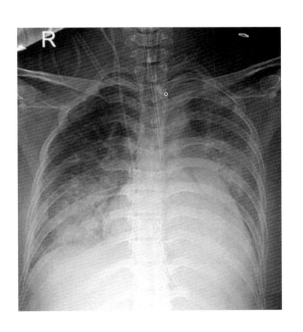

诊断:肺泡性肺水肿。
诊断要点:双肺蝶翼样阴影 + 心影扩大。

病例 25

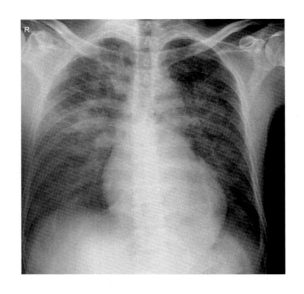

诊断:肺泡性肺水肿。

诊断要点:双肺蝶翼样阴影。

病例 26: 53 岁男性,突起胸痛 9 小时。

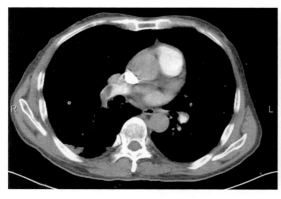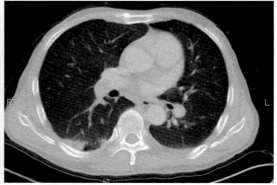

诊断:右下肺动脉栓塞。

诊断要点:肺动脉内充盈缺损 + 肺梗死灶。

病例 27： 57 岁男性，突起胸痛 4 小时。

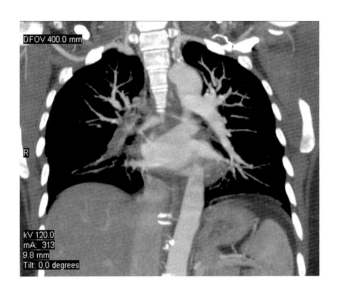

诊断：右下肺动脉栓塞。
诊断要点：右下肺动脉内充盈缺损。

病例 28： 47 岁男性，发现高血压 10 年，突起胸痛 5 小时。

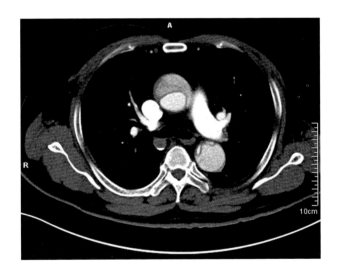

诊断：主动脉夹层。
诊断要点：主动脉内膜片影 + 双腔征。

病例 29：　47 岁男性,发现高血压 5 年,突起胸痛 3 小时。

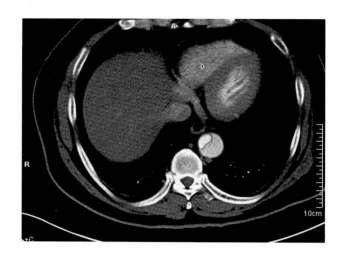

诊断:主动脉夹层。

诊断要点:主动脉内膜片影 + 双腔征。

（周　晖　熊　曾）

四、消化系统及泌尿系统(读图并写出诊断)

病例 1：　突起腹痛 1 天,既往有胃溃疡病史。体查:板状腹。

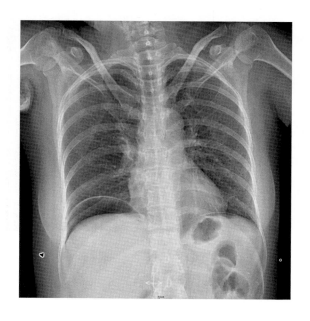

诊断:气腹。

诊断要点:双侧膈下新月形透亮影(游离气体)+ 胃溃疡病史。

病例 2： 突起腹痛 1 天。

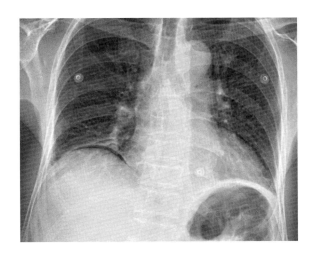

诊断：气腹。

诊断要点：右侧膈下新月形透亮影（游离气体）。

病例 3： 腹痛腹胀 3 天，肛门停止排便排气 1 天。体查：腹部压痛，肠鸣音亢进，有气
过水音。

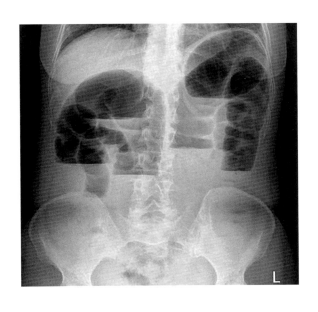

诊断：完全性机械性高位小肠梗阻。

诊断要点：腹部高位小肠扩张积气（梗阻平面在空肠）＋阶梯状液气平面＋梗阻远端肠
管未充气显影。

病例4： 腹痛呕吐4天,体查:肠鸣音消失。

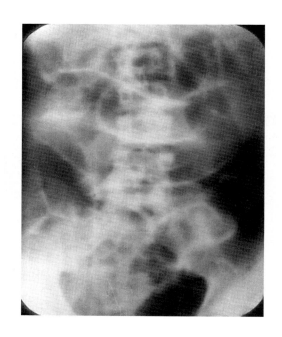

诊断:麻痹性肠梗阻。

诊断要点:小肠及结肠普遍扩张。

病例5： 腹痛、呕吐2天。

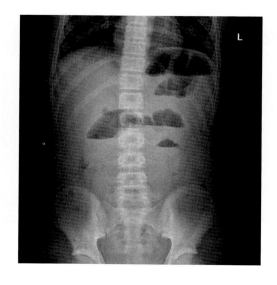

诊断:完全性机械性高位小肠梗阻。

诊断要点:腹部高位小肠扩张积气(梗阻平面在空肠)+阶梯状液气平面+梗阻远端肠管未充气显影。

病例6: 腹痛,肛门停止排气排便3天。

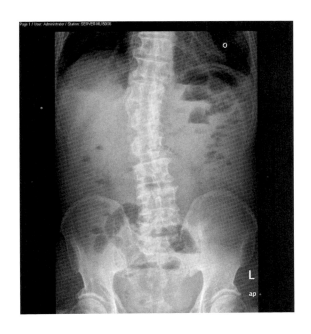

诊断:不完全性机械性低位小肠梗阻。

诊断要点:腹部低位小肠扩张积气(梗阻平面在回肠)+阶梯状液气平面+梗阻远端肠管充气显影。

病例7: 腹痛、便血1月。

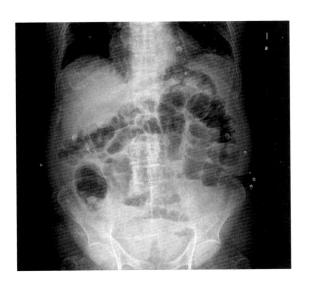

诊断:结肠梗阻。

诊断要点:结肠扩张积气(梗阻平面在乙状结肠)+阶梯状液气平面+梗阻远端肠管未见充气显影。

病例 8： 腹痛伴呕吐 3 天,1 月前行胃癌手术。

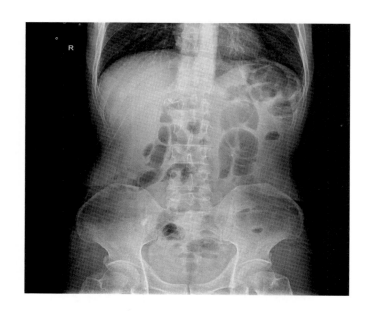

诊断:不完全性高位小肠梗阻。

诊断要点:上腹部投影区小肠扩张积气 + 阶梯状液气平面 + 梗阻远端肠管少量气体。

病例 9： 腹痛腹胀、呕吐 4 天。

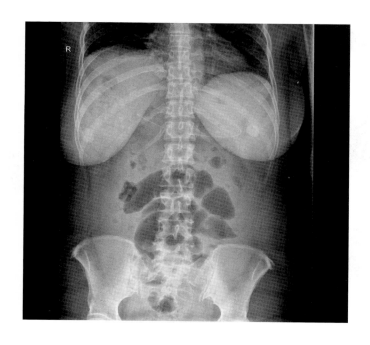

诊断:低位绞窄性小肠梗阻。

诊断要点:小跨度充气肠曲。

病例 10： 10 月女婴,阵发性哭叫,面色苍白半小时。

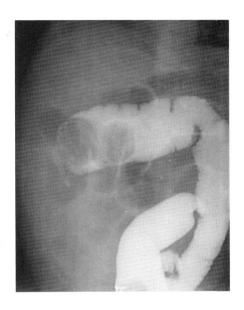

诊断:肠套叠。

诊断要点:钡灌肠显示横结肠前端呈一凹陷杯口状改变。

病例 11： 外伤后上腹部痛 7 小时。

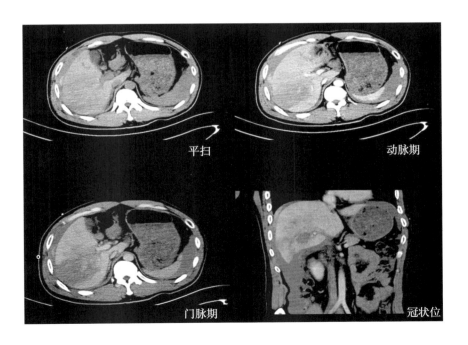

诊断:肝挫裂伤。

诊断要点:外伤史 + 肝内无强化低密度水肿灶 + 肝周积液。

病例 12： 左上腹部外伤后 2 小时。

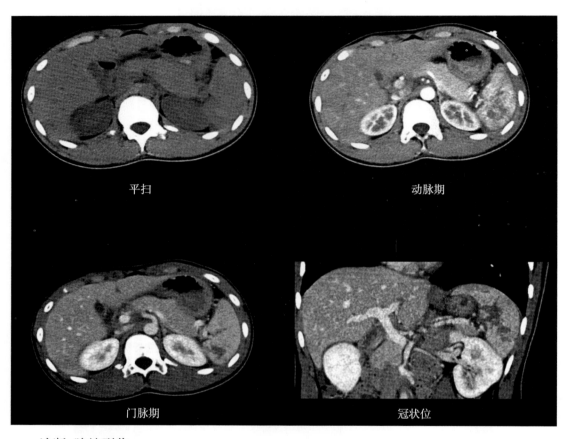

<table>
<tr><td>平扫</td><td>动脉期</td></tr>
<tr><td>门脉期</td><td>冠状位</td></tr>
</table>

诊断：脾挫裂伤。

诊断要点：外伤史 + 脾内低密度水肿灶 + 高密度出血灶 + 脾周积液。

病例 13： 外伤后 3 小时。

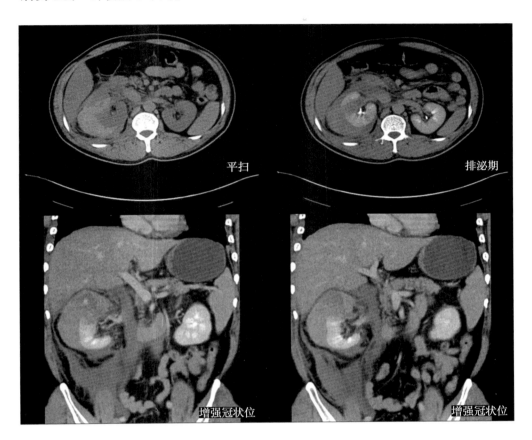

平扫　　　　　　　　排泌期

增强冠状位　　　　　　增强冠状位

诊断：右肾挫裂伤，肾包膜下积血。

诊断要点：外伤史 + 右肾实质内低密度水肿灶 + 肾包膜下高密度灶。

病例 14： 进食后梗阻感 4 年余。

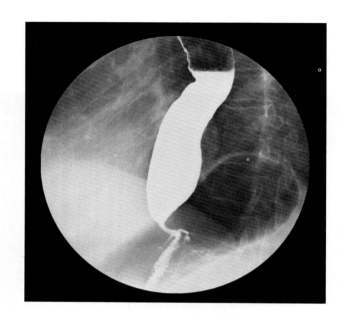

诊断：贲门失弛缓症。

诊断要点：食管管腔向心性狭窄（鸟嘴样改变），管壁光滑柔软。

病例 15： 进食后梗阻感 3 月余。

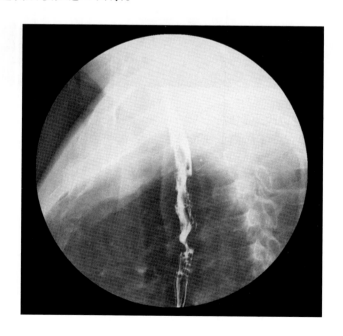

诊断：食管癌（增生型）。

诊断要点：管腔狭窄，多发不规则充盈缺损＋管壁僵硬。

病例 16： 进食后梗阻感 4 年余。

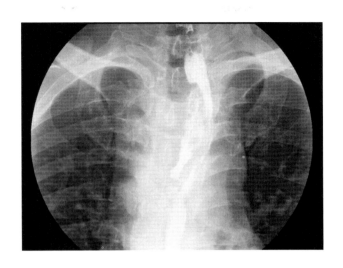

诊断：食管癌（溃疡型）。
诊断要点：管腔狭窄 + 腔内龛影 + 充盈缺损。

病例 17： 胸痛 3 月，进食后梗阻感 1 周。

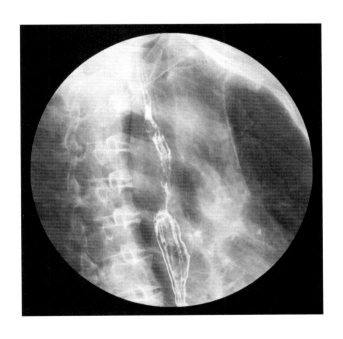

诊断：食管癌（浸润型）。
诊断要点：不规则管腔狭窄 + 管壁僵硬。

病例 18：　腹胀 3 年,确诊为自身免疫性肝炎并肝硬化 2 年。

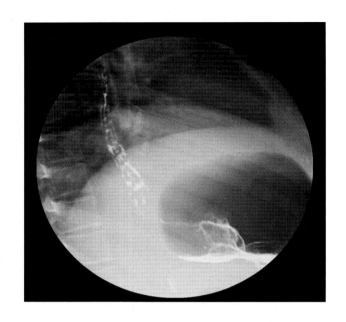

诊断:食管静脉曲张。

诊断要点:蚯蚓状充盈缺损 + 管壁柔软 + 肝硬化病史。

病例 19：　上腹胀痛 2 年,黑便 1 月。

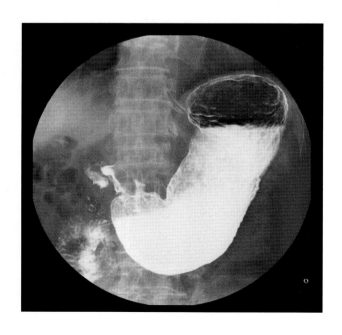

诊断:胃窦部溃疡。

诊断要点:胃窦部龛影。

病例 20： 左上腹隐痛 5 月余。

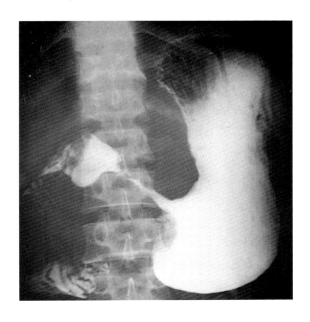

诊断：胃窦部浸润型胃癌。
诊断要点：胃窦管腔狭窄 + 黏膜破坏、消失。

病例 21： 上腹部饱胀 1 年，黑便 2 月。

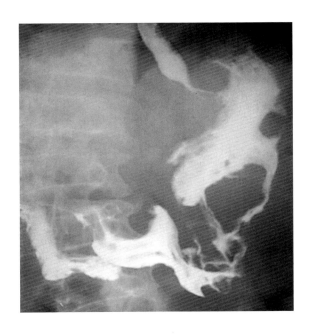

诊断：胃癌（增生型）。
诊断要点：多发充盈缺损 + 管腔不规则狭窄。

105

病例 22： 上腹胀痛 2 年余。

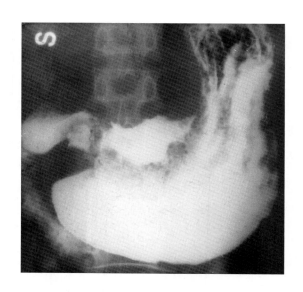

诊断：胃癌（溃疡型）。
诊断要点：半月综合征。

病例 23： 剑突下阵发性烧灼样疼痛 2 年余。

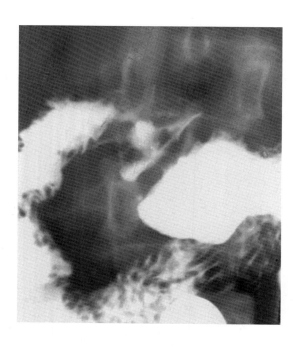

诊断：十二指肠球部溃疡。
诊断要点：十二指肠球部龛影（钡斑）+ 持久变形 + 跳跃征。

病例 24: 上腹胀痛 2 年余。

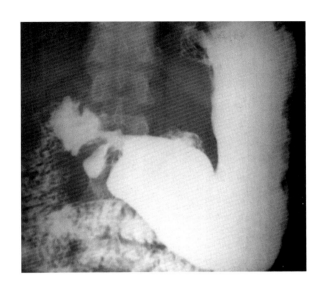

诊断:十二指肠球部溃疡。
诊断要点:十二指肠球部持久变形。

病例 25: 腹痛,腹泻 2 年余。

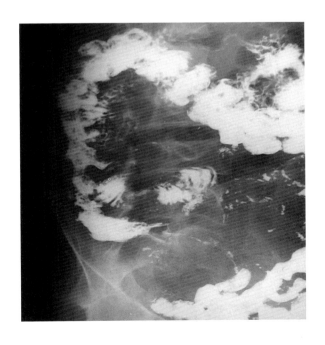

诊断:肠结核(溃疡型)。
　诊断要点:回肠末端和盲肠、升结肠因为炎症刺激痉挛,排空加速,钡剂呈线样充盈或者
完全不充盈,其上、下端肠管充盈正常(跳跃征)

107

病例 26: 反复腹痛腹泻 5 年余。

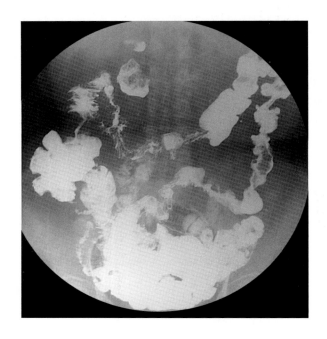

诊断:肠结核(增殖型)。
诊断要点:肠管腔不规则狭窄 + 充盈缺损。

病例 27: 右下腹痛伴腹泻 3 月,腹胀加重 1 周。

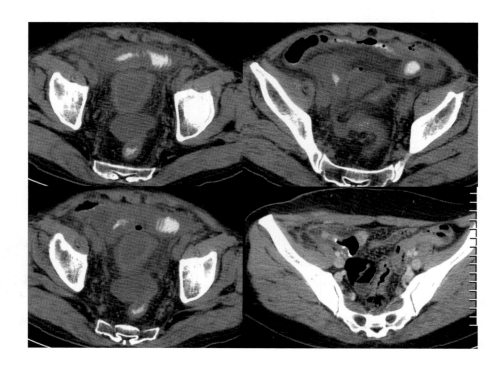

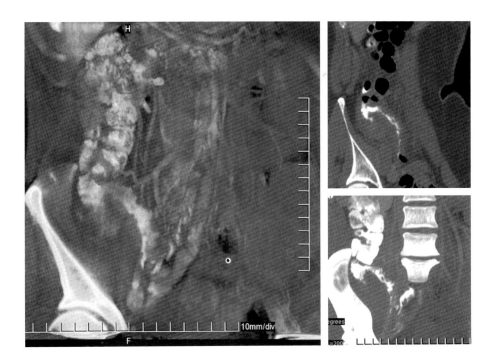

诊断:肠结核(溃疡型)

诊断要点:回盲部 + 跳跃征。

病例 28: 腹痛 1 年,黑便 2 月。

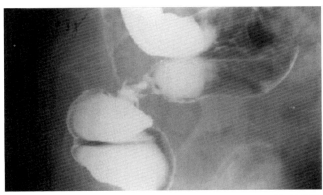

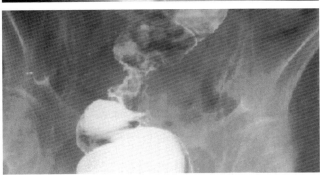

诊断:乙状结肠癌(浸润型)

诊断要点:管腔不规则环形狭窄 + 管壁僵硬。

109

病例 29： 大便不规则 2 年。

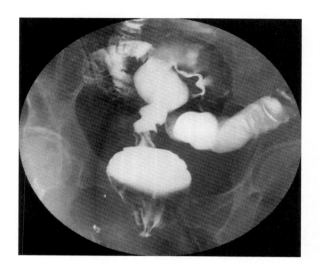

诊断：直肠癌（增生型）

诊断要点：管腔狭窄 + 充盈缺损。

病例 30： 反复发热 2 天。

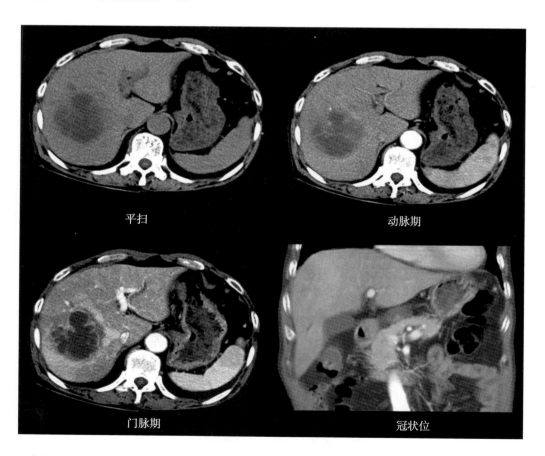

平扫

动脉期

门脉期

冠状位

诊断：肝脓肿。

诊断要点：右肝低密度灶,有分隔 + 环状强化 + 发热病史。

病例31: 体检发现肝脏结节1周。无特殊症状。

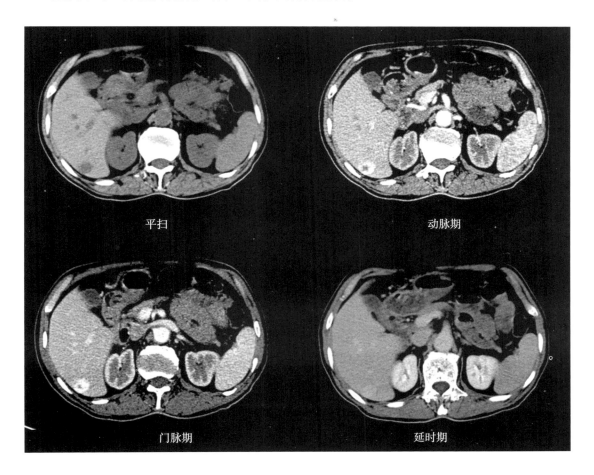

平扫 动脉期

门脉期 延时期

诊断:肝血管瘤。
诊断要点:右肝后叶低密度灶 + 快进慢出增强方式。

病例 32: 右上腹隐痛 1 年。

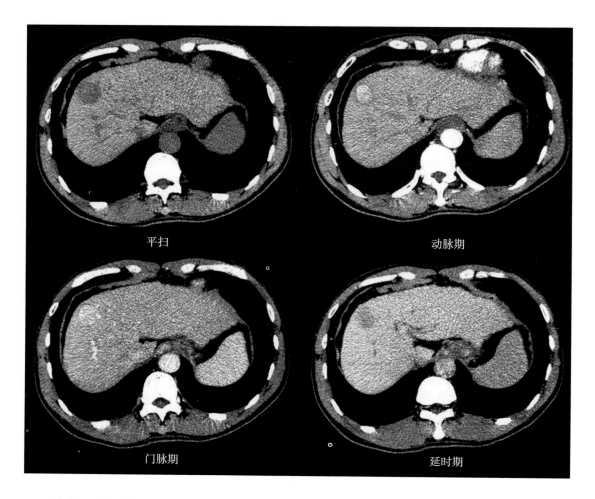

平扫 动脉期

门脉期 延时期

诊断:肝细胞癌。
诊断要点:右肝前叶肿块灶 + 快进快出强化方式。

病例33: 结肠癌术后半年,发现肝脏肿块。

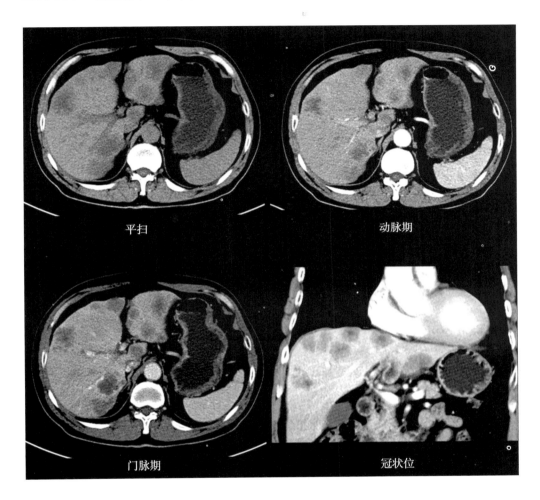

平扫　　　　　　　　　　动脉期

门脉期　　　　　　　　　　冠状位

诊断:肝转移瘤(结肠癌)。
诊断要点:结肠癌病史 + 肝内多发结节灶。

病例 34：　皮肤巩膜黄染 3 月余,肝炎病史 10 年。

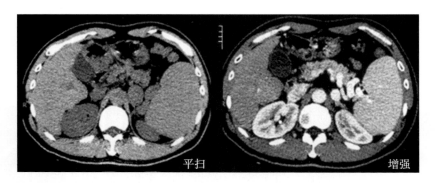

平扫　　　　　　　　　　增强

诊断:肝硬化(失代偿期)。

诊断要点:肝炎病史 + 肝脏体积缩小 + 脾大 + 脾静脉扩张迂曲。

病例 35：　皮肤巩膜黄染 2 周。

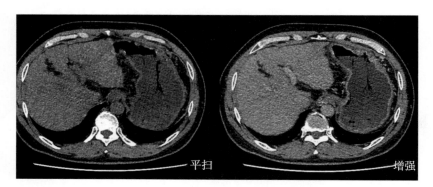

平扫　　　　　　　　　　增强

诊断:肝硬化(代偿期)。

诊断要点:肝体积缩小,表面不光滑 + 肝裂增宽。

病例 36：　右上腹隐痛 2 周。

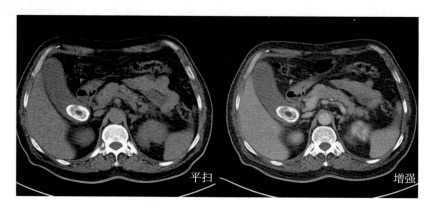

平扫　　　　　　　　　　增强

诊断:胆囊结石。

诊断要点:胆囊内椭圆形致密影,呈同心圆样分层,增强后无强化。

病例 37: 上腹痛 2 月。

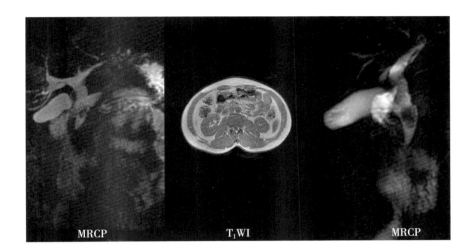

诊断:胆总管结石。

诊断要点:MRCP 示胆总管内充盈缺损。

病例 38: 右上腹痛 1 个月,伴发热 3 天。

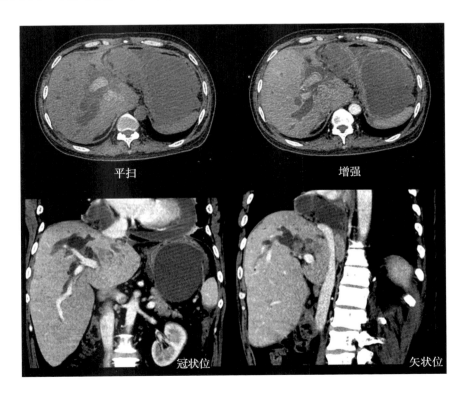

诊断:胆管多发结石。

诊断要点:肝内胆管多个大小不等致密影 + 肝内胆管扩张。

病例 39: 皮肤巩膜黄染 3 月。

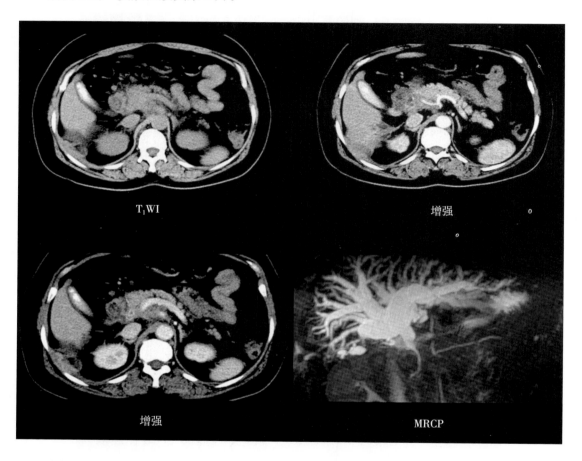

T₁WI   增强

增强   MRCP

诊断:胆管癌。

诊断要点:胆总管内软组织肿块灶,增强后明显强化,MRCP 显示胆总管偏心性狭窄,其上段肝内外胆管明显扩张血供丰富。

病例 40： 腰背部疼痛 12 天。

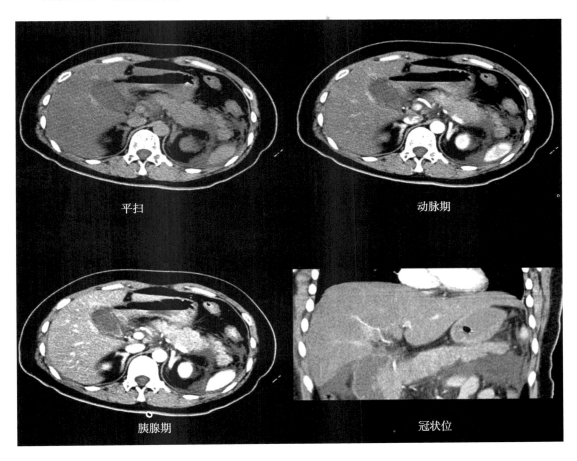

平扫 动脉期

胰腺期 冠状位

诊断：急性胰腺炎。
诊断要点：胰腺肿胀，胰周脂肪间隙模糊，胰周积液。肝脏密度弥漫性降低，代表肝损伤。

病例 41： 腹痛、消瘦半年。

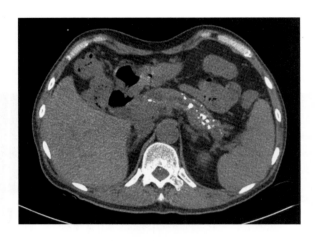

诊断：慢性胰腺炎。
诊断要点：主胰管扩张 + 胰腺实质及胰管内多发钙化灶。

病例 42： 腹痛半年余，经常饮酒。

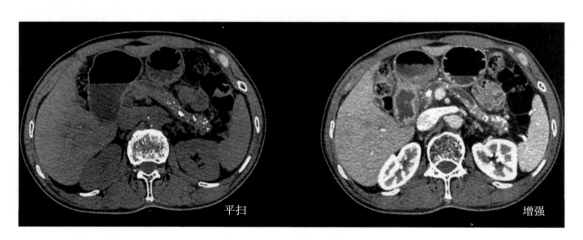

平扫　　　　　　　　　　　　增强

诊断：慢性胰腺炎。
诊断要点：胰腺萎缩 + 主胰管扩张 + 多发钙化灶。

病例 43: 腰背部疼痛 1 年,消瘦 20 斤。

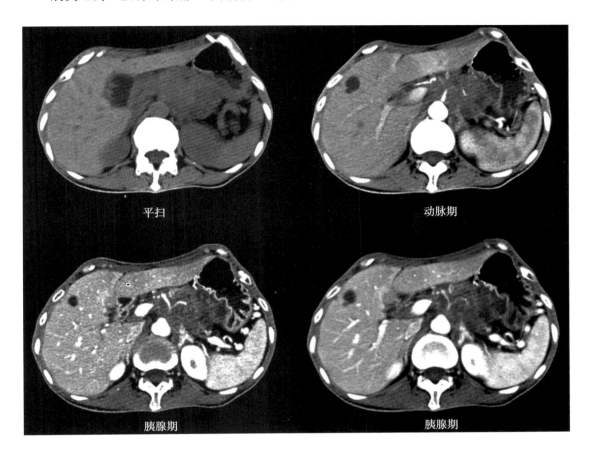

平扫   动脉期

胰腺期   胰腺期

诊断:胰腺癌。

诊断要点:胰腺体尾部肿块灶,乏血供(增强后无明显强化),病灶包绕血管,侵犯胃壁及左侧肾上腺。

病例44： 体检发现左肾结石1周。

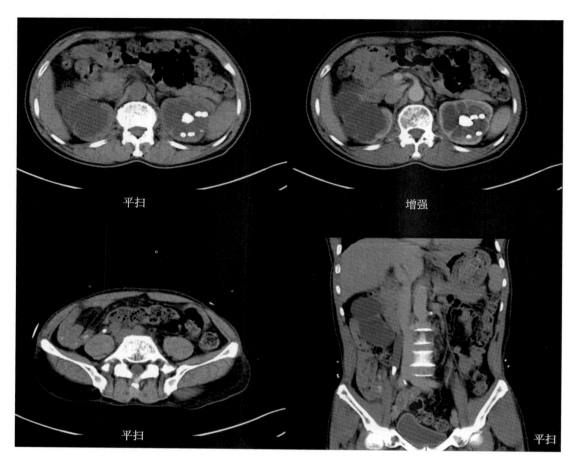

平扫 增强

平扫 平扫

诊断：左肾多发结石，右侧输尿管上段结石，双肾积水。

诊断要点：左侧肾盏及肾盂内多发致密影，右侧输尿管上段椭圆形致密影。双侧肾盂肾盏扩张，右侧输尿管上段扩张。

病例 45: 左腰痛 4 年。

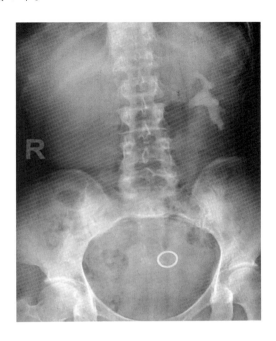

诊断:左肾铸型结石。

诊断要点:KUB 显示左侧肾影区鹿角型(或铸型)高密度影。

病例 46: 左腰痛 4 年。

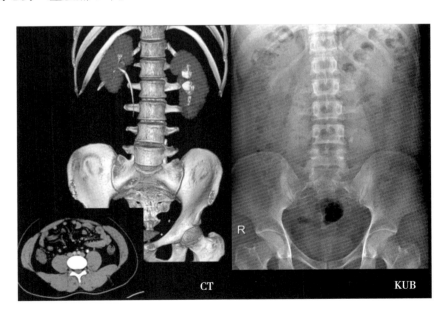

诊断:左输尿管上段结石并左肾积水。

诊断要点:KUB 示左侧输尿管上段行程区椭圆形致密影,CT 增强三维成像显示左输尿管上段结石并左肾积水。

病例47： 体检发现左肾结石2周。

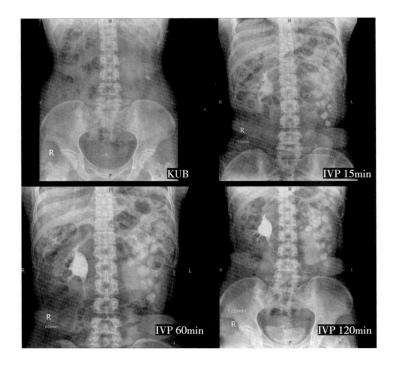

诊断：左肾结石，左肾积水。

诊断要点：KUB示左肾下盏结石，左肾盂扩大，CT平扫及增强三维成像显示左肾下盏结石，左肾积水。

病例48： 尿频尿痛1年余。

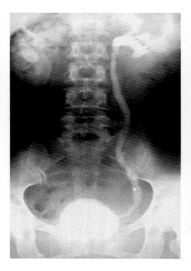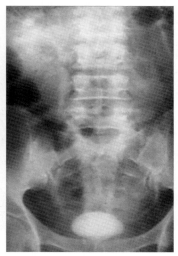

诊断：泌尿系结核（IVP）。

诊断要点：右肾未显影＋左肾及左输尿管不规则扩张积水＋膀胱挛缩。

病例 49： 反复低热 3 月,尿频尿急尿痛 1 月余。

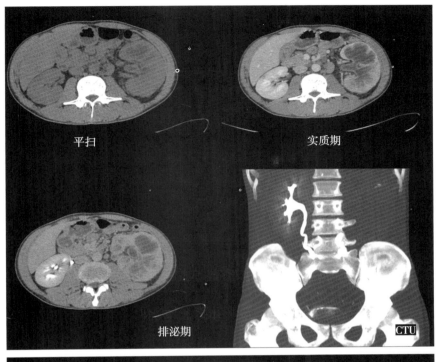

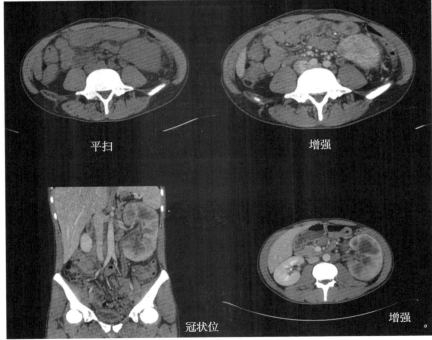

诊断:左肾、输尿管结核。

诊断要点:左侧肾盂肾盏扩张,部分肾乳头破坏,肾实质内空洞形成,输尿管管壁增厚,有强化,管腔不均匀狭窄。CTU 显示左侧输尿管梗阻,左肾功能降低。

病例50： 发现肾结核6年。

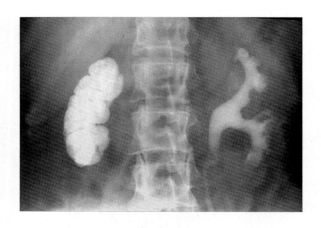

诊断：右肾结核（IVP）。

诊断要点：右肾全肾钙化，无功能（肾自截）。

病例51： 间歇性无痛性肉眼血尿3周。

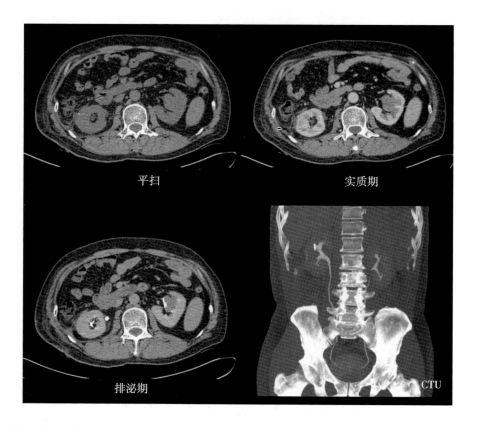

诊断：左肾盂癌。

诊断要点：左肾盂肿块灶＋无痛性肉眼血尿。

病例 52： 发现右腰部肿块 1 个月。

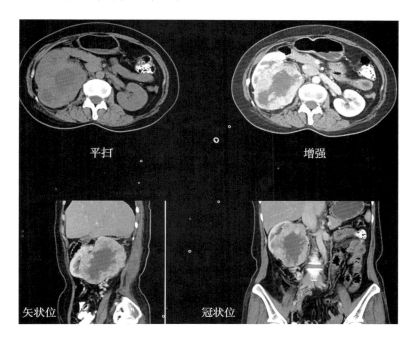

诊断：右肾癌。

诊断要点：右肾实质内肿块灶，血供丰富。

病例 53： 无痛性肉眼血尿 1 周。

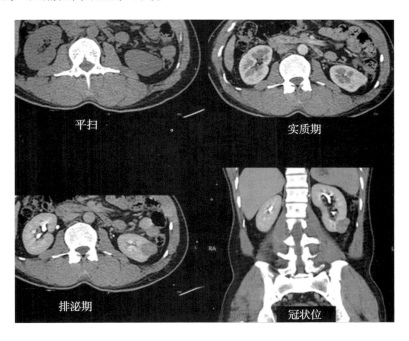

诊断：左肾癌。

诊断要点：左肾下极肿块灶，血供丰富。

病例54： 尿频尿急尿痛并末期肉眼血尿半年。

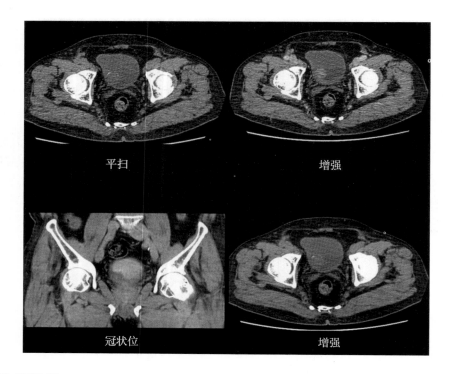

平扫 增强

冠状位 增强

诊断：膀胱癌。

诊断要点：膀胱内肿块灶，强化明显＋血尿病史。

（刘 慧）

五、神经五官系统（读图并写出诊断）

病例1： 14岁女性，头晕、头疼3年。

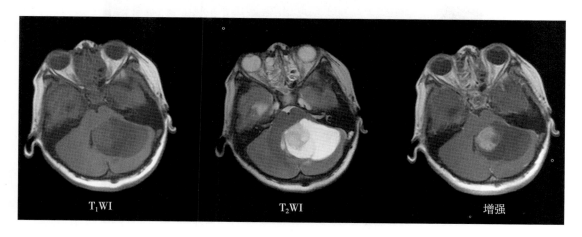

T_1WI T_2WI 增强

诊断：左小脑半球星形细胞瘤Ⅰ级。

诊断要点：青少年患病＋小脑半球多见＋囊实性病灶，实性部分强化＋瘤周轻度水肿。

病例 2： 11 岁女性，头疼 1 年，抽搐 1 周。

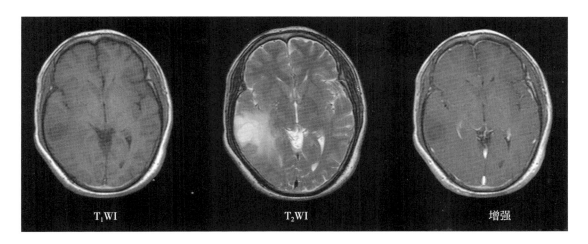

T₁WI   T₂WI   增强

诊断：右颞叶星形细胞瘤 Ⅱ 级。
诊断要点：稍长 T_1 稍长 T_2 信号 + 肿块无强化。

病例 3： 42 岁男性，头疼、头晕 1 年半，意识障碍 1 天。

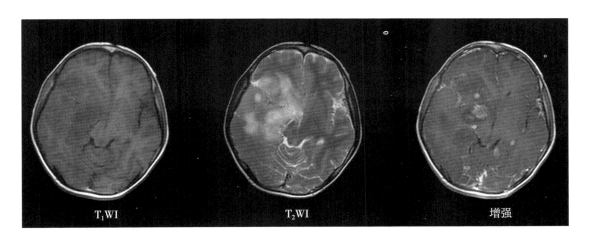

T₁WI   T₂WI   增强

诊断：右额颞叶、基底节区星形细胞瘤 Ⅲ 级。
诊断要点：成人幕上占位 + 稍长 T_1、稍长、长 T_2 混杂信号 + 结节状、斑片状强化。

病例 4： 老年女性,头疼 1 年,加重 1 月。

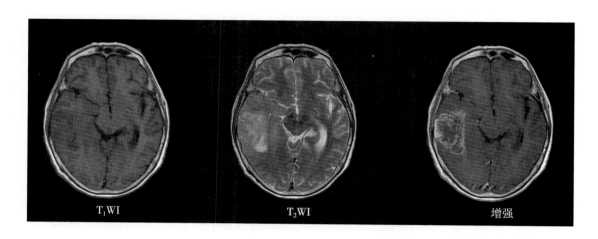

T₁WI　　　　　　　　T₂WI　　　　　　　　增强

诊断:右颞叶星形细胞瘤Ⅳ级。

诊断要点:成人幕上占位 + 稍长 T_1、稍长、长 T_2 混杂信号 + 瘤周水肿 + 不均匀明显强化。

病例 5： 老年女性,头晕、头疼 5 年余。

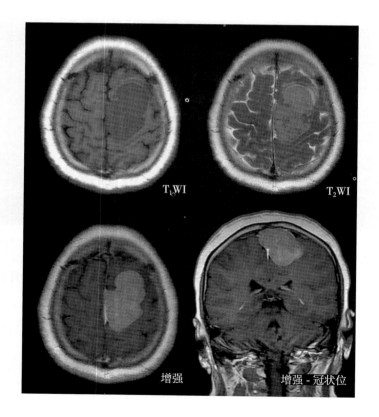

诊断:矢状窦旁脑膜瘤。

诊断要点:矢状窦旁肿块 + 等 T_1 等 T_2 信号 + 明显强化、脑膜尾征。

病例6：

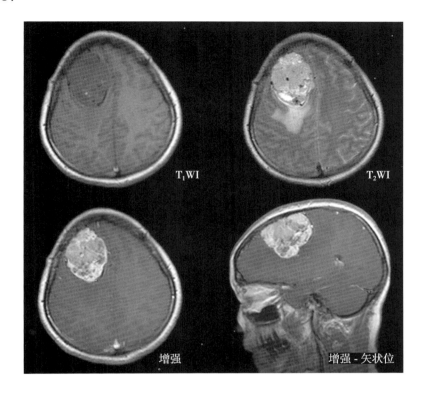

诊断：右额部大脑凸面脑膜瘤。

诊断要点：白质塌陷征 + 等 T_1，等、稍长 T_2 混杂信号 + 明显强化。

病例7： 36岁女性，头痛伴右眼视力下降半年。

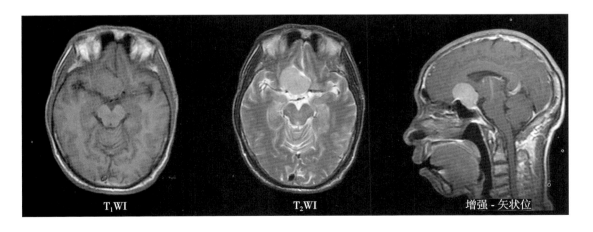

诊断：右蝶骨嵴脑膜瘤。

诊断要点：右蝶骨嵴宽基底肿块 + 等 T_1 等 T_2 信号 + 明显强化、脑膜尾征。

病例8： 52岁女性，头痛伴嗅觉异常1年半。

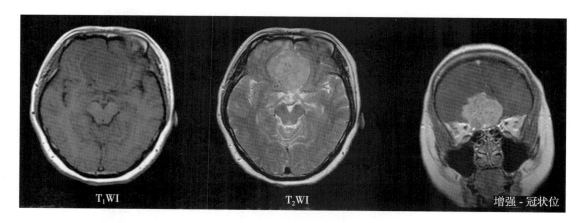

诊断：嗅沟脑膜瘤。

诊断要点：前颅窝底嗅沟肿块 + 等T_1等、稍长T_2混杂信号 + 明显强化。

病例9： 62岁男性，右侧面部感觉减退、听力下降半年。

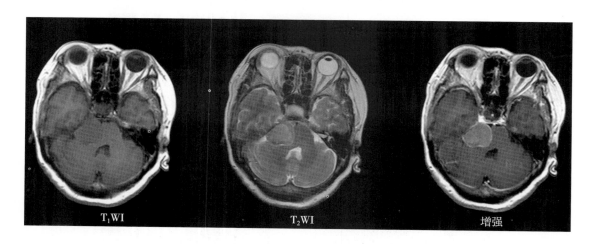

诊断：右桥小脑角区脑膜瘤。

诊断要点：右桥小脑角区宽基底肿块 + 等T_1，等、稍长T_2信号 + 有强化、脑膜尾征。

病例 10： 56 岁女性，枕部头痛 3 年。

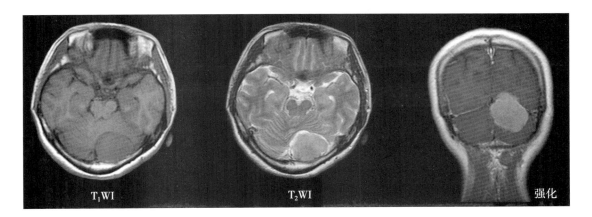

T₁WI　　　　　　T₂WI　　　　　　强化

诊断：左小脑幕脑膜瘤。

诊断要点：来源于小脑幕的肿块＋等 T_1 等 T_2 信号＋明显强化、有时可见脑膜尾征。

病例 11： 26 岁女性，停经、泌乳 1 年。

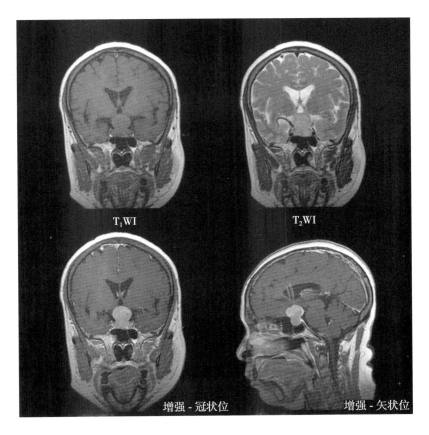

T₁WI　　　　　　T₂WI

增强 - 冠状位　　　　　　增强 - 矢状位

诊断：垂体大腺瘤。

诊断要点：鞍区肿块＋等 T_1 稍长 T_2 信号＋中等强化，可见"束腰征"。

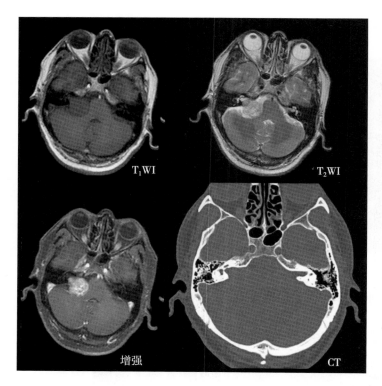

病例 12： 58 岁男性,右侧耳鸣 2 年,头痛、呕吐 3 天。

诊断:右侧听神经瘤。

诊断要点:右桥小脑角区肿块 + 等 T_1 稍长 T_2 混杂信号 + 不均匀强化,呈"荸荠样" + 内听道扩大。

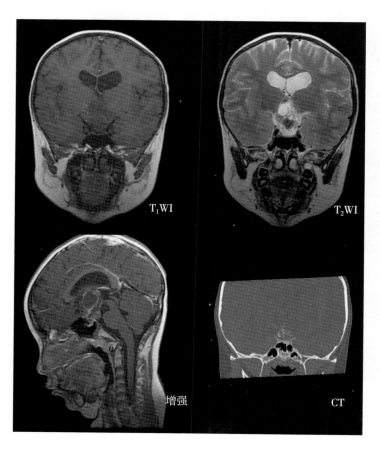

病例 13： 6 岁男孩,头痛、视力下降 1 年。

诊断:颅咽管瘤。

诊断要点:儿童患者 + 鞍上囊实性肿块伴不规则钙化 + 囊壁强化。

病例 14： 46 岁男性,既往有肺癌史,头痛一周。

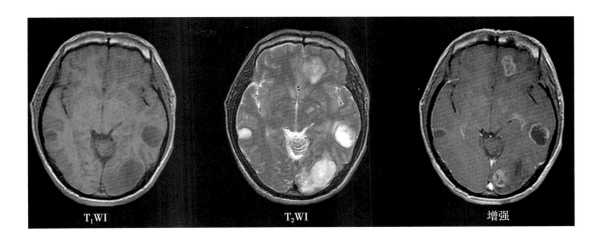

T₁WI   T₂WI   增强

诊断:颅内转移瘤。
诊断要点:恶性肿瘤病史 + 脑内灰白质交界区多发占位 + 环形强化。

病例 15： 48 岁男性,车祸外伤 2 小时。

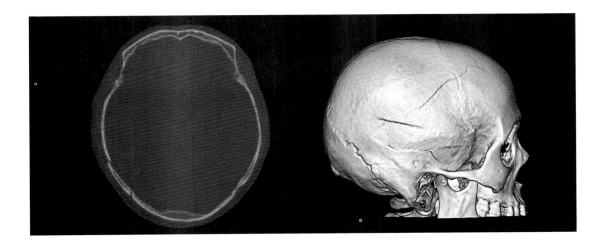

诊断:右额颞顶骨多发线性骨折。
诊断要点:外伤史,颅骨线样骨皮质中断。

病例 16： 4 岁女孩,硬物砸伤头部 1 小时。

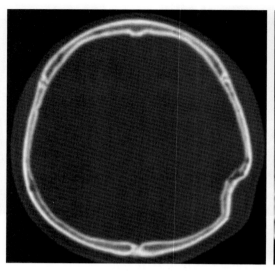 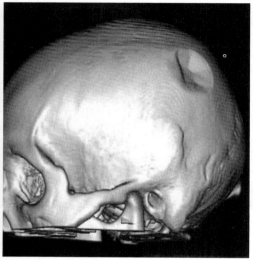

诊断:左顶骨凹陷性骨折。

诊断要点:儿童患者 + 外伤史 + 颅骨局限性凹陷。

病例 17： 34 岁男性,车祸伤 24 小时。

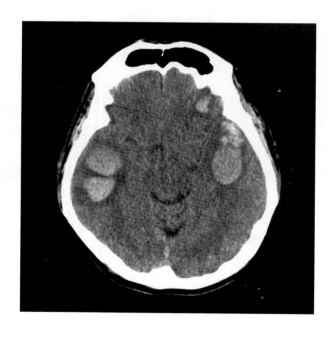

诊断:左额颞叶及右颞叶脑挫裂伤,血肿形成。

诊断要点:外伤史 + 团块状高密度出血灶及片状低密度灶。

病例 18： 38 岁女性，头部外伤 1 小时。

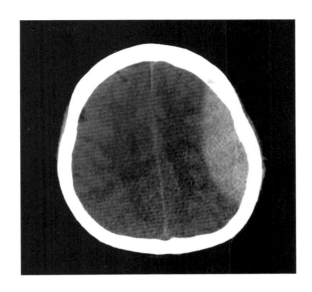

诊断：左额顶部硬膜外血肿。
诊断要点：外伤史 + 颅内板下梭形高密度灶。

病例 19： 62 岁男性，车祸外伤并意识障碍 4 小时。

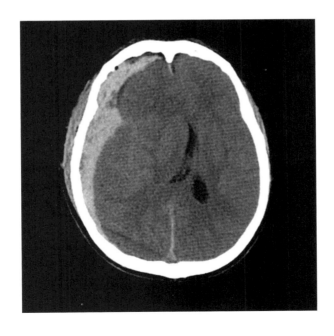

诊断：右额颞枕部硬膜下血肿。
诊断要点：外伤史 + 颅内板下跨颅缝、新月形高密度灶。

病例 20： 40 岁男性,车祸伤 1 小时。

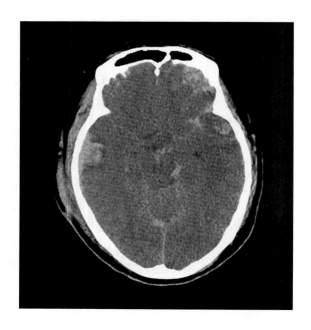

诊断:双额颞叶脑挫裂伤,蛛网膜下腔出血。
诊断要点:外伤史 + 小脑幕、脑沟密度增高。

病例 21： 52 岁男性,突发剧烈头痛、呕吐、意识障碍 1 小时。

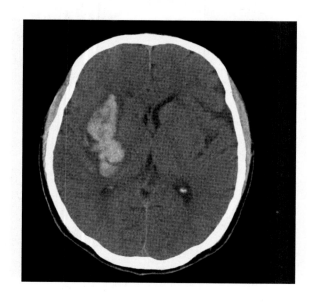

诊断:右基底节区脑出血(急性期)。
诊断要点:团块状高密度灶,环形水肿。

病例 22: 与病例 21 同一患者,10 天后复查。

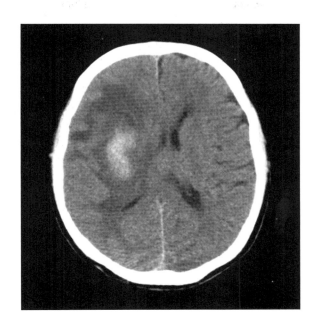

诊断:右基底节区脑出血(吸收期)。

诊断要点:融冰征象。

病例 23: 46 岁女性,突起头痛,右侧肢体障碍 3 天。

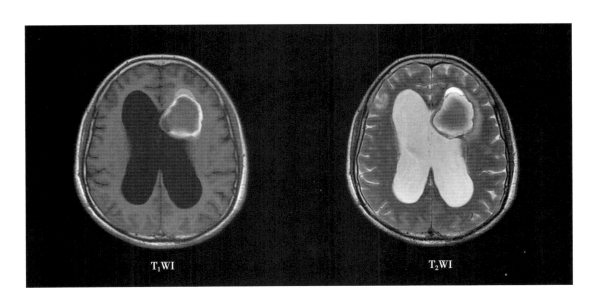

诊断:左额叶血肿(亚急性早期)。

诊断要点:突发起病 + 等 T_1 稍短 T_2 信号,周边短 T_1 环绕。

病例 24： 55 岁男性,脑出血 2 周复查。

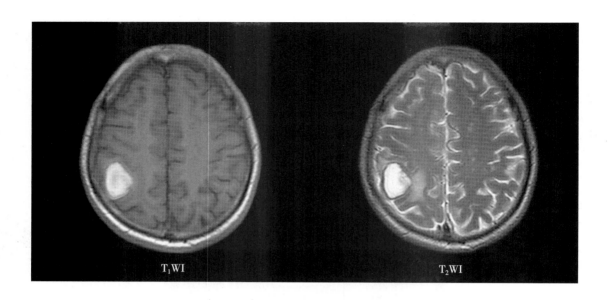

T$_1$WI　　　　　　　　T$_2$WI

诊断:右顶叶脑出血(亚急性晚期)。
诊断要点:短 T$_1$、长 T$_2$ 信号填充。

病例 25： 65 岁男性,脑出血 20 天后复查。

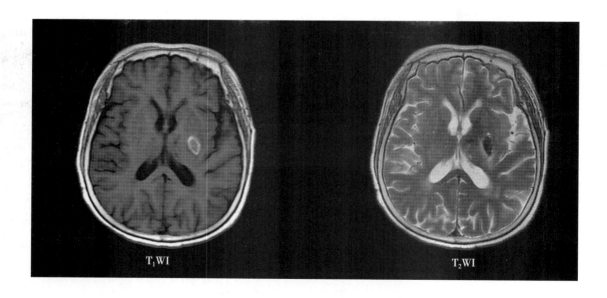

T$_1$WI　　　　　　　　T$_2$WI

诊断:左基底节区脑出血(慢性期)。
诊断要点:病灶被短 T$_2$ 信号灶(含铁血黄素)填充 + 灶周水肿减轻。

病例 26： 63 岁女性,突起失语、右侧肢体偏瘫 6 小时。

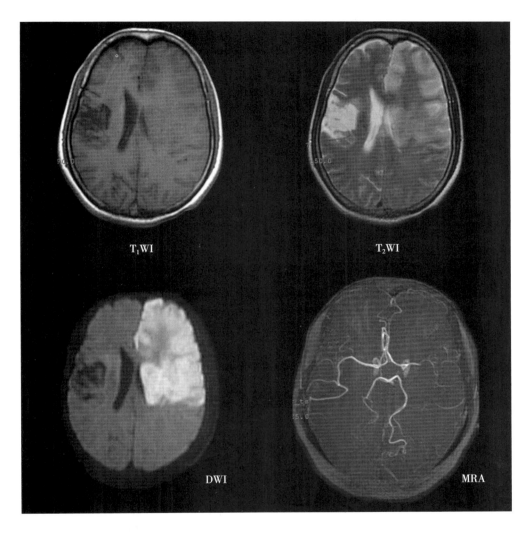

T₁WI　　　　　T₂WI

DWI　　　　　MRA

诊断:左额颞叶、基底节区大面积脑梗死(急性期)。

诊断要点:病灶呈稍长 T₁ 稍长 T₂ 信号灶 + 脑回肿胀 +DWI 高信号 +MRA 相应血管狭窄、闭塞。

病例 27: 72 岁女性,头晕数年,加重 1 天。

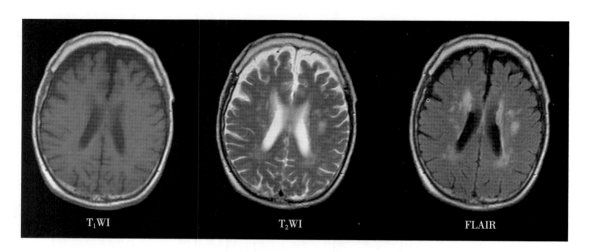

T₁WI　　　　　　T₂WI　　　　　　FLAIR

诊断:脑内多发腔隙性脑梗死。

诊断要点:白质区多发斑片状稍长 T_1 稍长 T_2 信号灶(直径 <1.5cm)+ 水抑制序列(FLAIR)呈高信号。

病例 28: 35 岁男性,突起剧烈头痛 1 天。

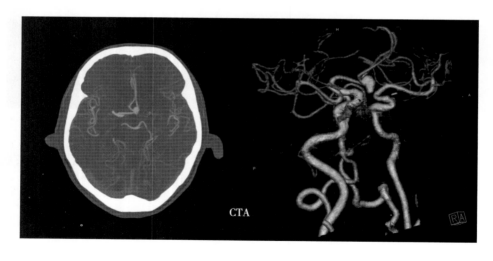

CTA

诊断:前交通动脉瘤。

诊断要点:血管成像显示前交通动脉不规则囊状造影剂填充区。

病例 29： 57 岁女性,突起头痛、意识障碍 2 小时。

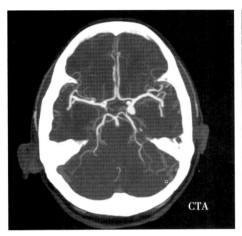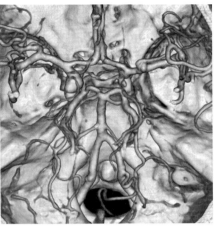

诊断:左后交通动脉瘤。

诊断要点:血管成像显示左后交通动脉不规则囊状造影剂填充区。

病例 30： 中年女性,头疼、视力下降 1 年。

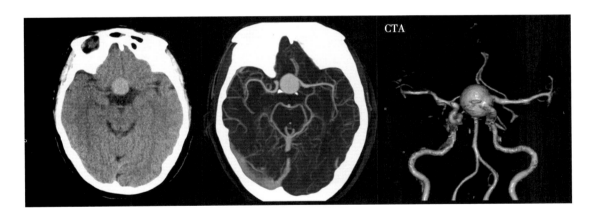

诊断:左颈内动脉瘤。

诊断要点:CT 血管成像(CTA)显示左颈内动脉不规则囊状造影剂填充区。

病例31： 43岁女性，大小便障碍2月。

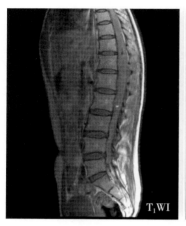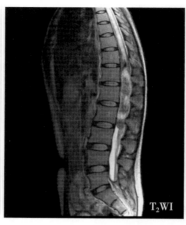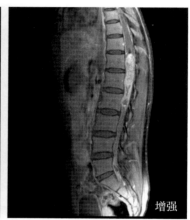

诊断：T_{11}~L_2髓内室管膜瘤。

诊断要点：髓内肿块 + 肿块不均匀强化 + 脊髓继发空洞。

病例32： 40岁男性，双下肢乏力、感觉异常2年。

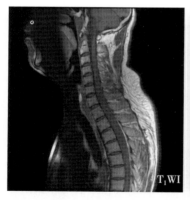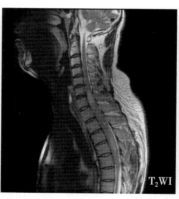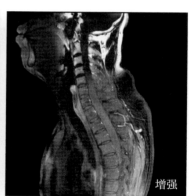

诊断：C_6~T_5髓内星形细胞瘤Ⅱ级。

诊断要点：髓内肿块 + 多个节段受累 + 轻度强化或无强化。

病例 33： 39 岁男性,右下肢疼痛半月。

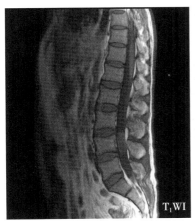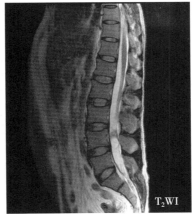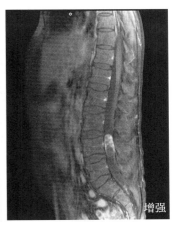

诊断:L_4 髓外硬膜下神经鞘瘤。

诊断要点:髓外肿块 + 稍长 T_1 稍长 T_2 信号、易囊变 + 实性部分明显强化。

病例 34： 41 岁女性,腰背部疼痛及双下肢麻木 1 年,加重 3 月。

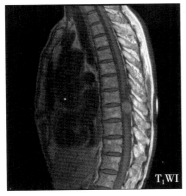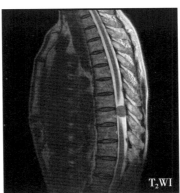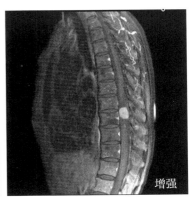

诊断:T_{8-9} 脊膜瘤。

诊断要点:髓外硬膜外肿块 + 等 T_1 等 T_2 信号、边界清 + 明显强化、有时可见脑膜尾征。

病例 35: 49 岁女性,既往乳腺癌病史,胸背痛 2 月。

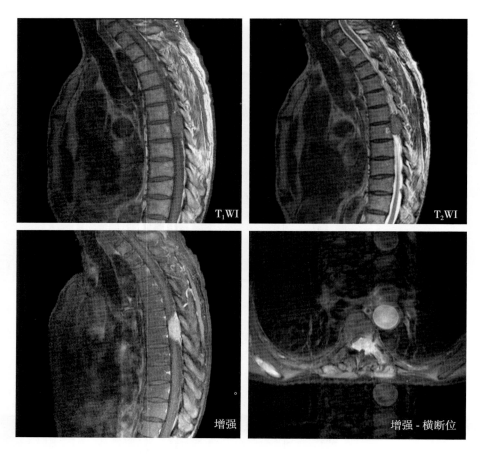

诊断:$T_{5\sim 6}$ 硬膜外转移瘤。

诊断要点:髓外硬膜外宽基底肿块 + 明显强化 + 邻近骨质破坏。

病例 36: 青年男性,外伤致四肢活动障碍、大小便失禁 5 小时。

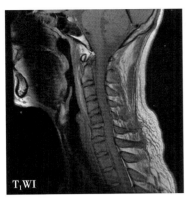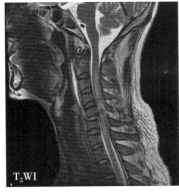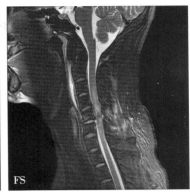

诊断:$C_{3~7}$ 水平脊髓损伤。

诊断要点:外伤史 + 脊髓肿胀(稍长 T_1 稍长 T_2 信号)+ 有时伴有脊髓出血。

病例 37: 42 岁男性,头痛、左耳闭塞感 2 月。

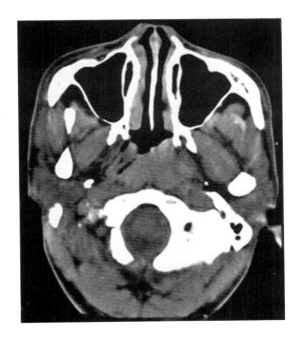

诊断:左侧鼻咽癌。

诊断要点:鼻咽壁软组织增厚 + 咽隐窝消失 + 鼻咽腔变窄。

(孟 莉)

第二节 执业医师资格考试"实践技能"
中要求掌握的病种

一、普通 X 线影像诊断读图题(读图并写出诊断)

病例 1： 识别正常影像。

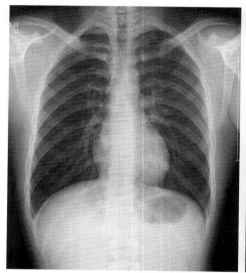

正常男性胸部正位片

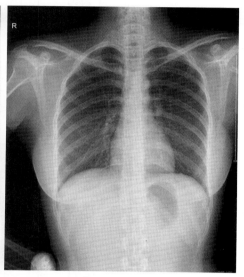

正常女性胸部正位片

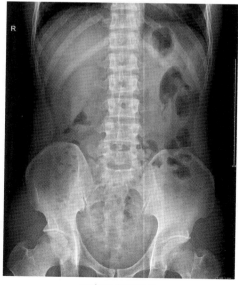

正常立位腹平片

诊断要点：图像解读前应注意核对患者姓名、检查号及左右，明确检查目的和所用成像技术，评价图像质量和辨别伪影。识别正常结构，如女性乳房、胃泡、锁骨上皮肤皱褶、肩胛骨、腹脂线、腰大肌等。

病例2:

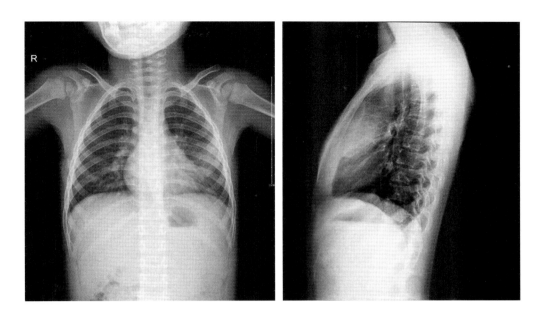

诊断:小叶性肺炎。

诊断要点:双中下肺野内中带沿支气管分布斑片模糊影＋小儿。

病例3:

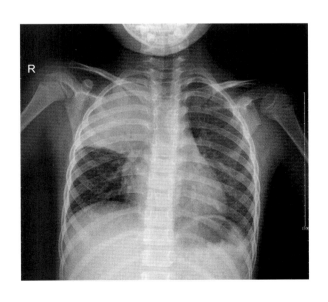

诊断:右上叶大叶性肺炎。

诊断要点:右上叶大片均匀致密影(实变影)。

病例4：

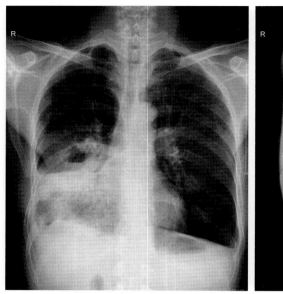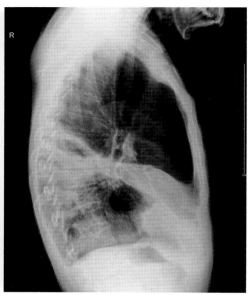

　　诊断：右中下叶感染性病变并右下叶背段肺脓肿形成。

　　诊断要点：右中下叶实变阴影＋右下叶背段空洞性病变＋空洞性病变周边较多炎性渗出。

病例5：

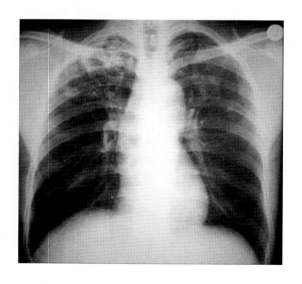

　　诊断：右上叶浸润型肺结核并空洞形成。

　　诊断要点：结核好发部位＋多种基本病变共存＋病变具有收缩性。

病例 6

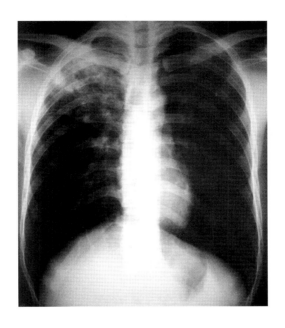

诊断:右上叶浸润型肺结核并空洞形成。

诊断要点:结核好发部位 + 多种基本病变共存 + 病变具有收缩性。

病例 7

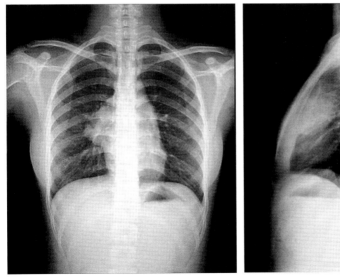 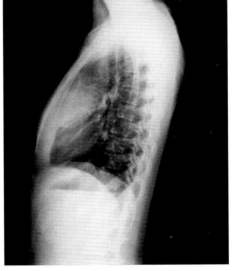

诊断:右上叶前段中央型肺癌。

诊断要点:右上叶前段 + 右肺门肿块(直接征象)。

病例 8

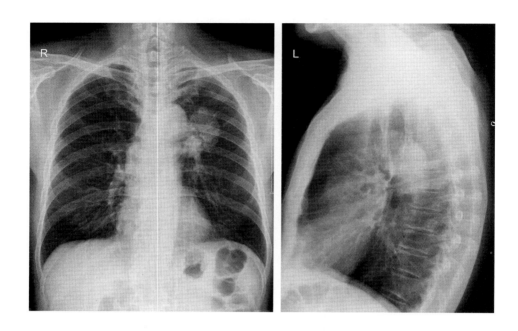

诊断:左上叶尖后段周围型肺癌。

诊断要点:左上叶尖后段 + 肿块影 + 左肺门上提。

病例 9

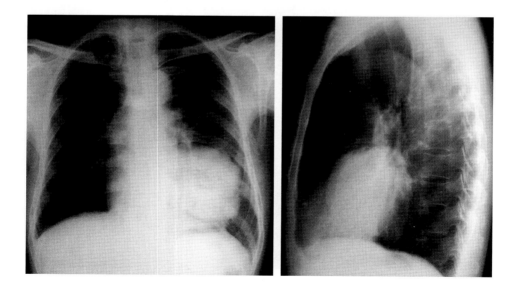

诊断:左上叶舌段周围型肺癌。

诊断要点:左上叶舌段 + 肿块影。

病例 10:

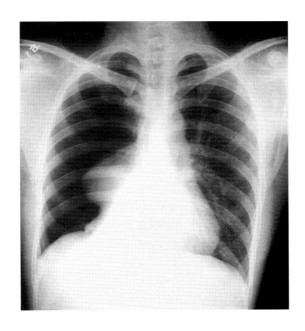

诊断:右侧大量气胸。

诊断要点:肺野外带无肺纹理的透亮区 + 肺组织压缩的边缘。

病例 11:

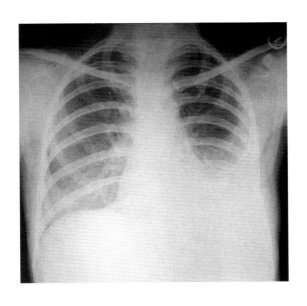

诊断:左侧中量胸腔积液。

诊断要点:左下肺野大片密度增高影 + 病变上缘呈外高内低弧线影 + 弧线影在第四前肋下方水平提示为中量胸腔积液。

病例 12：

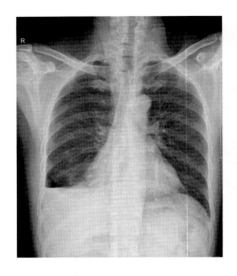

诊断：右侧液气胸。

诊断要点：肺野外带无肺纹理的透亮区＋肺组织压缩的边缘＋液平。

病例 13： 识别心型。

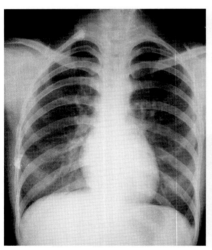

正常

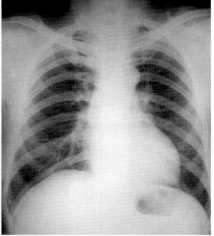

主动脉型心

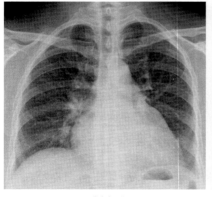

二尖瓣型心

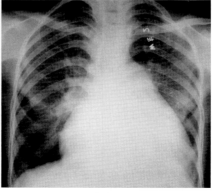

普大心

正常

主动脉型心：常见于高血压性心脏病、高冠心病。

二尖瓣型心：常见于肺源性心脏病、风湿性心脏病。

普大型心：常见于任何心脏病的晚期状态、心肌病、心肌炎、心包积液等。

注意：心脏疾病的影像学诊断一定要密切结合临床，正确理解血流动力学的变化对确立诊断很有帮助。

152

病例 14：

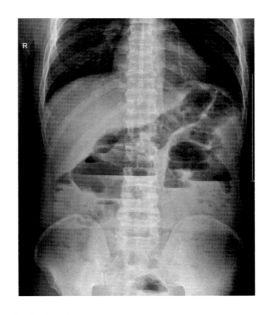

　　诊断：完全性机械性高位小肠梗阻。

　　诊断要点：腹部高位小肠扩张积气（梗阻平面在空肠）+ 阶梯状液气平面 + 梗阻远端肠管未充气显影。

病例 15：

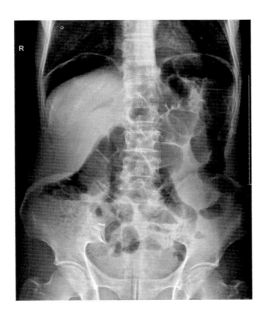

　　诊断：气腹。

　　诊断要点：膈下游离气体（注：肠道明显积气，但未见液平，需密切结合临床，追踪复查以排除肠梗阻）。

病例 16：

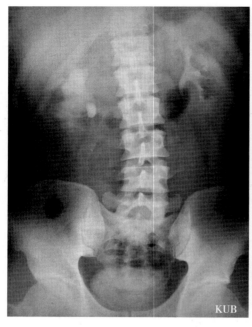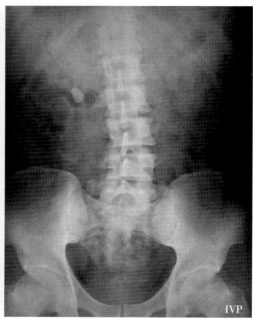

诊断：右肾结石并右肾积水。
诊断要点：右肾区高密度影 + 右肾积水扩张。

病例 17：

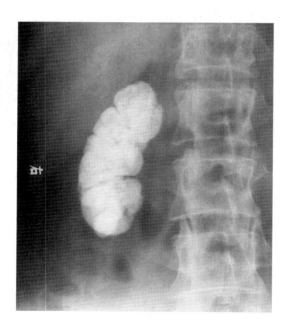

诊断：右肾肾自截（右肾钙化）。
诊断要点：右肾全肾钙化，为肾结核自愈的特殊形式。

病例 18： 认识正常消化道造影。

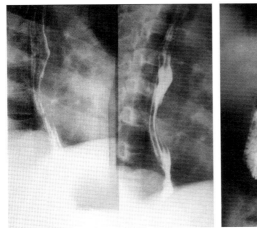

正常食管   正常胃及十二指肠充盈相

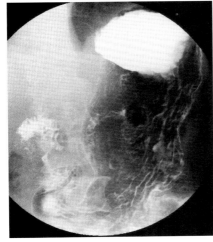

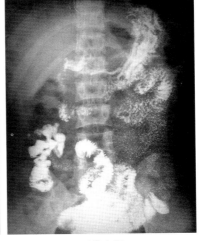

正常胃黏膜相   正常小肠

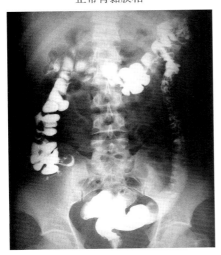

正常结肠

病例 19：

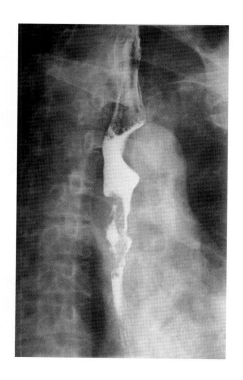

诊断：食管癌（溃疡型）。

诊断要点：管腔狭窄 + 腔内龛影 + 充盈缺损。

病例 20：

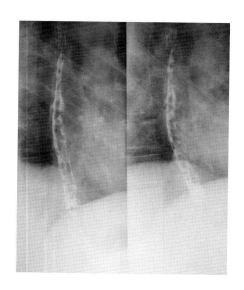

诊断：食管静脉曲张。

诊断要点：蚯蚓状充盈缺损 + 管壁柔软。

病例 21：

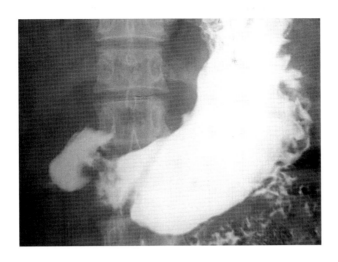

诊断：胃小弯良性胃溃疡。

诊断要点：胃小弯 + 胃轮廓外的龛影。

病例 22：

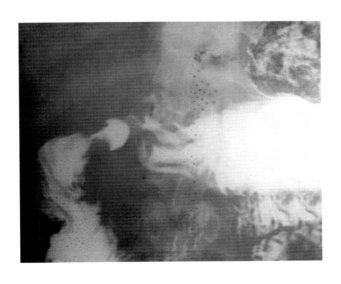

诊断：幽门管良性胃溃疡。

诊断要点：幽门区 + 浓钡斑 + 黏膜纠集。

病例 23：

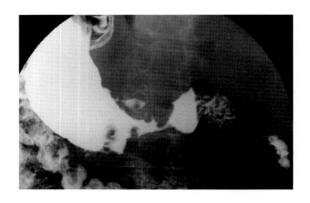

诊断：胃癌（增生型）。

诊断要点：多发充盈缺损＋管腔不规则狭窄＋小的不规则龛影。

病例 24：

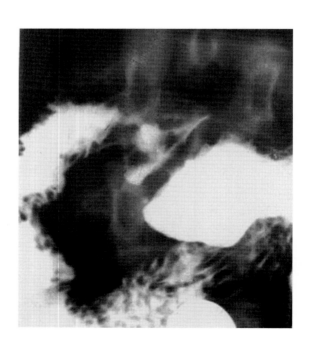

诊断：十二指肠球部溃疡。

诊断要点：十二指肠球部龛影（钡斑）＋持久变形＋跳跃征。

病例 25：

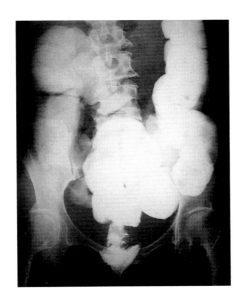

诊断：直肠癌（增生型）。

诊断要点：管腔狭窄 + 充盈缺损。

病例 26：

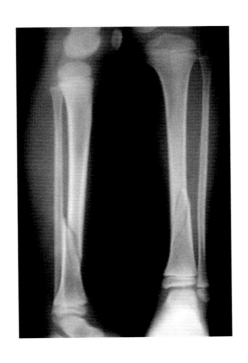

诊断：左胫骨下段螺旋形骨折。

诊断要点：左胫骨下段骨折线 + 骨折线呈螺旋形。

病例 27：

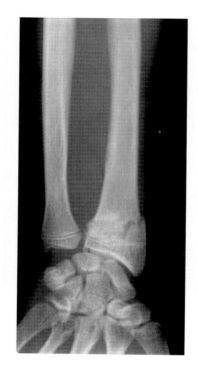

诊断：左桡骨下段 Colles 骨折。
诊断要点：左胫骨下段骨折线。

病例 28：

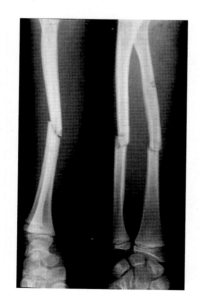

诊断：左尺桡骨干双骨折。

诊断要点：左尺桡骨干骨折线。

病例 29：

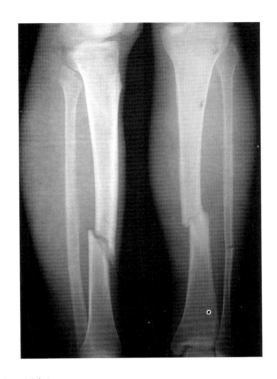

诊断：左胫、腓骨干双骨折。
诊断要点：左胫、腓骨干骨折线。

病例 30：

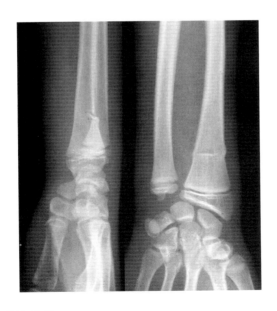

诊断：左桡骨下段青枝骨折。
诊断要点：左桡骨下段 + 不完全性骨折 + 小儿（骨骺线未闭合）。

病例 31：

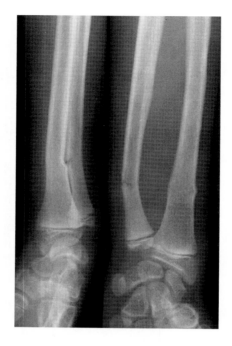

诊断：左尺桡骨下段青枝骨折。

诊断要点：左尺桡骨下段 + 不完全性骨折 + 小儿（骨骺线未闭合）。

病例 32：

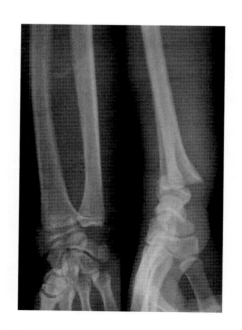

诊断：右桡骨远端骺离骨折。

诊断要点：右桡骨远端骨骺向背侧移位 + 小儿（骨骺线未闭合）。

二、CT 影像诊断读图题（读图并写出诊断）

病例 1：

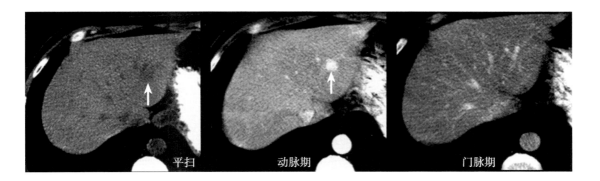

平扫　　　　　动脉期　　　　　门脉期

诊断：肝左叶外侧段原发性肝癌。
诊断要点：肝内病灶 + "快进快出"强化特征。

病例 2：

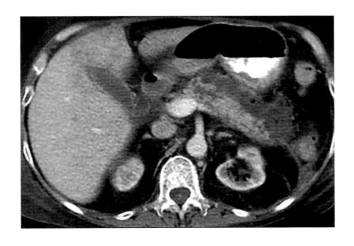

诊断：急性胰腺炎。
诊断要点：胰腺肿胀，胰周脂肪间隙模糊，胰周积液。

病例3：

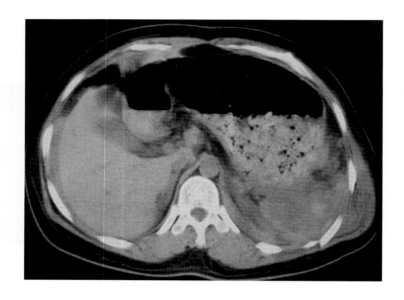

诊断：脾破裂、腹腔积液、左侧肋骨骨折、左侧腹部软组织挫裂伤。
诊断要点：腹部外伤还需要掌握肝损伤、肾损伤。

病例4：

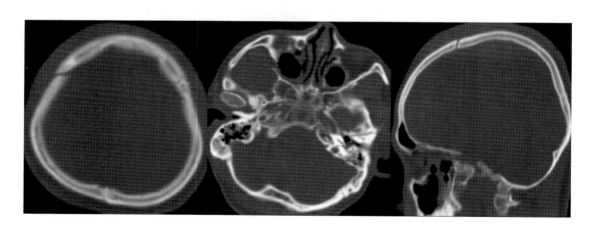

诊断：颅骨骨折。
诊断要点：颅骨可见骨折线。

病例5:

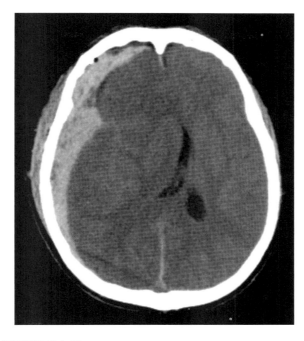

诊断:右额颞枕部硬膜下血肿。
诊断要点:颅内板下跨颅缝、新月形高密度灶。

病例6:

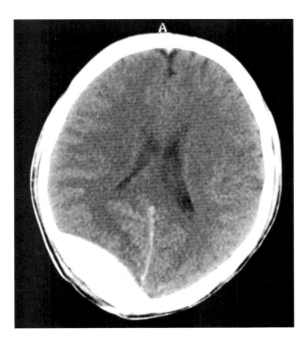

诊断:右顶部硬膜外血肿。
诊断要点:颅内板下梭形高密度灶。

165

病例7：

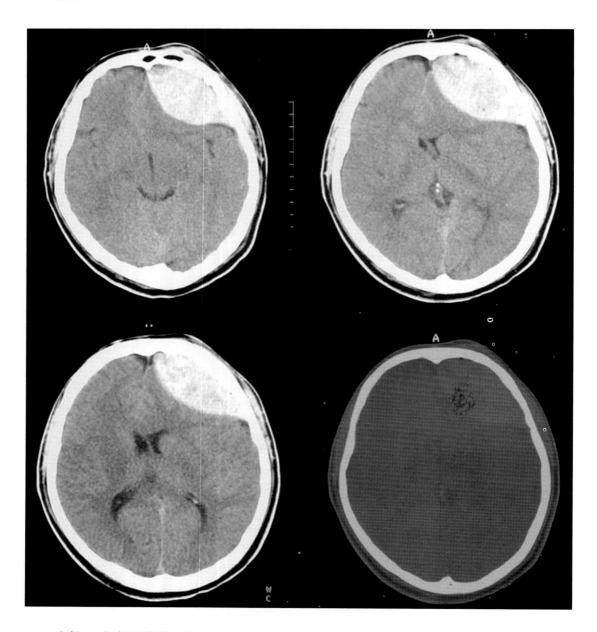

诊断：左额部硬膜外血肿。

诊断要点：颅内板下梭形高密度灶。

病例 8:

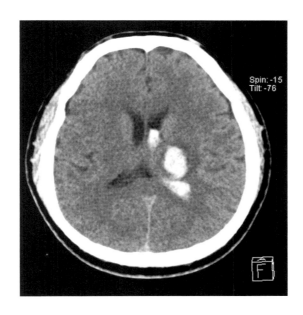

诊断:左基底节区脑出血破入脑室。

诊断要点:左基底节区高密度灶 + 周边低密度水肿带 + 左侧脑室内高密度灶。

病例 9:

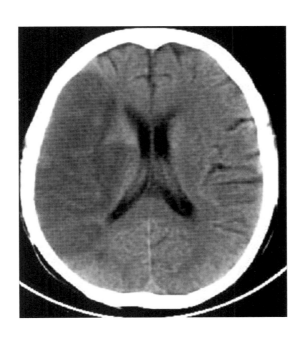

诊断:右颞枕叶脑梗死。

诊断要点:与右侧大脑中动脉供血区域吻合的低密度水肿带。

第三节 竞 赛 技 巧

一、呼吸胸外部分

(一) 气胸

根据肺组织压缩的比例将气胸分为少量、中量、大量气胸,压缩比例小于 30% 为少量气胸,30%~50% 为中量气胸,超过 50% 为大量气胸。X 线测量方法:被压缩肺组织边缘在锁骨部为 25%,气胸宽度占患侧胸腔总宽度的 1/4 时,肺组织压缩局限在肺野外带,压缩比例约为 35%,气胸宽度占总宽度的 1/3 时,肺组织压缩仍局限在肺野外带,压缩比例约为 50%,气胸宽度占总宽度的 1/2 时,肺组织压缩扩展到肺野外中带,压缩比例约为 65%,肺组织压缩扩展外中内带(肺门部),压缩比例超过 90%。临床意义:闭合性气胸积气量少于该侧胸腔容积的 20% 时,气体可在 2~3 周内自行吸收,不需抽气,但应动态观察积气量变化。当胸腔同时含有气体及液体时,胸腔的负压状态被破坏,表现为下肺野的液气平面,是液气胸的典型表现。

病例 1:

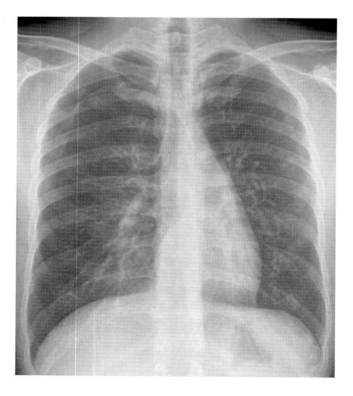

诊断:右侧少量气胸(肺组织压缩小于 30%)。

病例 2：

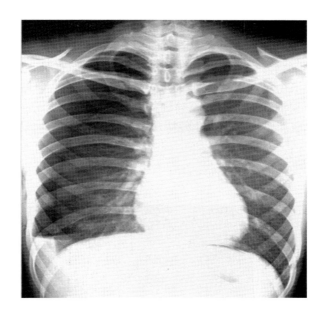

诊断：右侧液气胸(中量积气，少量积液，肺组织压缩 30%~50%)。

病例 3：

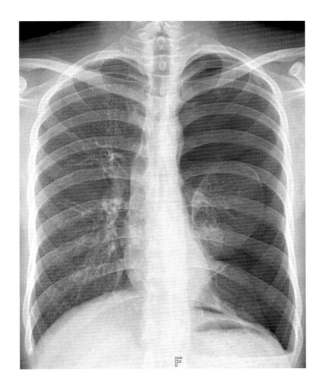

诊断：左侧大量气胸(肺组织压缩超过 90%)。

（二）胸腔积液（血胸）

游离性胸腔积液典型表现为肺野外带密度增高影，上缘呈外高内低弧线影，最敏感的观察部位为后肋膈角区。根据胸腔积液上缘的位置将胸腔积液分为少量、中量及大量积液，胸腔积液上缘不超过第4前肋，为少量胸腔积液；胸腔积液上缘在第4前肋与第2前肋间，为中量胸腔积液；胸腔积液上缘超过第2前肋，为大量胸腔积液，大量胸腔积液要注意和一侧肺不张鉴别，大量胸腔积液纵隔及心影向健侧移位，肋间隙增宽，而一侧肺不张纵隔及心影向患侧移位，肋间隙变窄。要特别注意几种特殊类型的胸腔积液的诊断，主要包括包裹性胸腔积液、肺底积液等。

病例1： 胸腔积液分度。

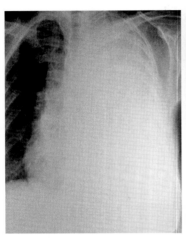 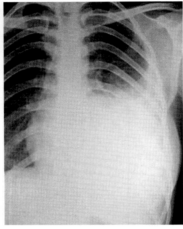 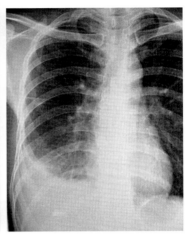

左侧大量胸腔积液　　　　　　　　左侧中量胸腔积液　　　　　　　　右侧少量胸腔积液

病例2： 鉴别大量胸腔积液和肺不张。

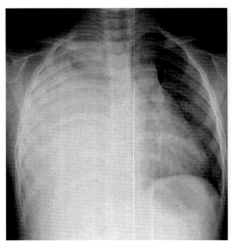 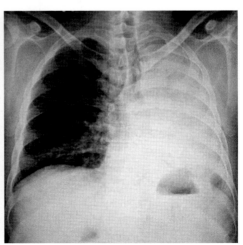

右侧大量胸腔积液　　　　　　　　　　　　左肺不张

(三) 肋骨骨折

要准确识别单根肋骨骨折，多根肋骨骨折还是多根多处肋骨骨折，以及气胸、液气胸、皮下气肿等合并伤的观察。

病例：

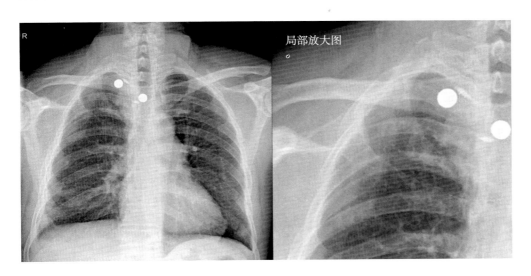

诊断：右侧第 3、4 后肋骨折。

二、骨科部分

(一) 长骨骨折

长骨骨折的直接征象是可以看到骨折线，在诊断时需准确描述骨折的对位、对线和成角情况，骨折的对位、对线和成角均以近折端相对固定为标准来计量，对位是指两骨折断端相互接触面积的对合关系，两骨折断端接触面积大为对位良好；对线是指上下骨折段纵轴的相互关系，若纵轴相平行为对线良好；成角是指远近折端骨干轴线的交角，角顶指向哪一侧即称之为向该侧成角。对于有特殊名称的骨折（如Colles 骨折）及不容易看到骨折线的骨折（如股骨颈骨折、青枝骨折、骺离骨折等）需重点掌握。

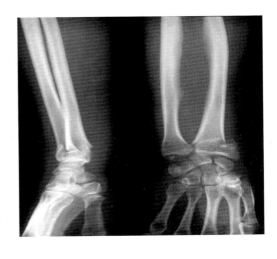

病例 1：

诊断：左桡骨下端 Colles 骨折并左尺骨茎突撕脱性骨折。

诊断要点：骨折线距腕关节面 3cm 以内，远折端向桡侧移位，掌侧成角，常合并尺骨茎突撕脱性骨折和（或）下尺桡关节脱位。

病例2:

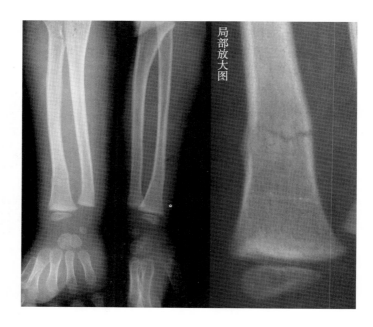

诊断:右桡骨下段青枝骨折。

病例3:

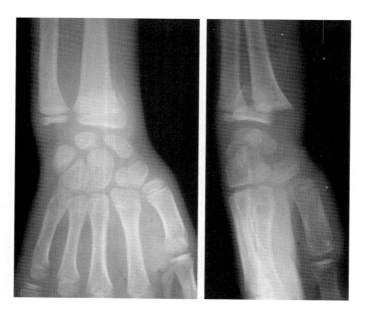

诊断:左桡骨下端骺离骨折。

(二) 椎体骨折

椎体屈曲型压缩性骨折是最常见的胸腰椎损伤,除诊断椎体骨折外,还需重点关注椎管的完整性及脊髓的受压征象。

病例:

诊断:L_1 椎体压缩性骨折。

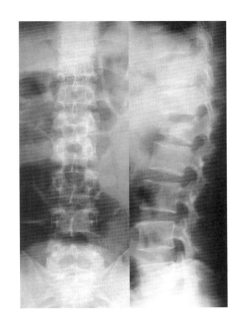

三、神外神内部分

(一) 颅骨骨折

除颅骨线性骨折外,还需关注具有特殊名称的颅骨骨折(如生长性骨折、凹陷性骨折)。

病例:

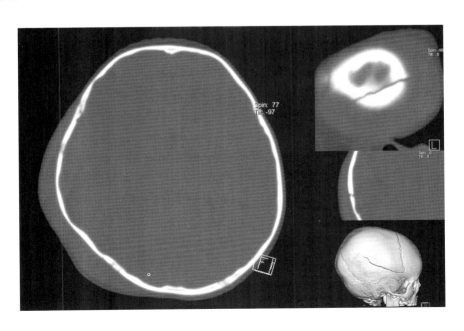

诊断:右侧颞顶线性骨折并头皮肿胀。

（二）脑挫裂伤

脑挫伤的病理基础为血管性水肿,CT上表现为低密度灶,脑裂伤的病理基础为血管破裂,血液外渗,CT上表现为高密度灶,但通常的颅脑外伤表现为脑挫伤及裂伤同时存在,因此表现为高密度及低密度的混杂。

（三）血肿

需要掌握的颅脑外伤相关性血肿主要包括硬膜外血肿、硬膜下血肿、头皮血肿及帽状腱膜下血肿,硬膜外血肿的典型表现为颅内板下双凸状高密度灶,硬膜外血肿主要表现为颅内板下新月形高密度灶,两者的鉴别需重点掌握。值得特别注意的是,观察到硬膜外血肿,一定要注意观察有无合并的颅骨骨折和对冲伤(通常是对侧的脑挫裂伤)。头皮血肿位于表层头皮与帽状腱膜之间,较局限;帽状腱膜下血肿位于帽状腱膜与骨膜之间,出血弥漫,血肿范围广。

病例1：

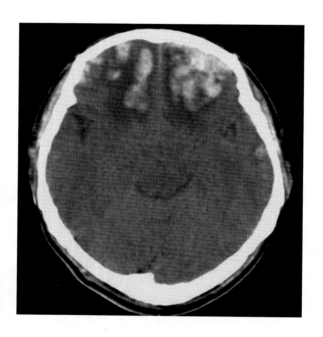

诊断:双侧额颞叶脑挫裂伤。

病例2: 鉴别硬膜外血肿和硬膜下血肿。

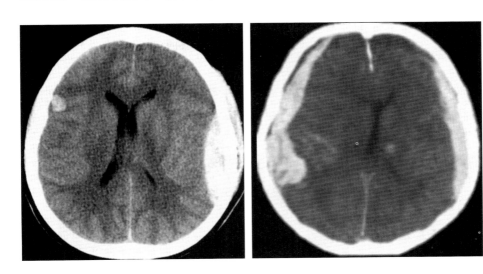

诊断:A. 左颞部硬膜外血肿,右颞叶挫裂伤(对冲伤)。

B. 双侧额颞部硬膜下血肿,双侧颞叶、左基底节区脑挫裂伤,蛛网膜下腔出血(纵裂池前部及后部均密度增高)。

(四) 脑血管意外

蛛网膜下腔出血、脑出血表现为脑内高密度,高血压脑出血常表现为基底节区出血破入脑室,是掌握的重点,CT 计算出血量的方法为长[(a)× 宽(b)× 高(c)(cm)]/2= 出血量(ml),幕上 30ml 以上,幕下 15ml,脑干 5ml 以上需要手术治疗(病例图)。脑梗死表现为脑供血血管缺血,缺血脑组织水肿,表现为与血管分布范围一致的低密度区。

病例: 颅内出血灶出血量计算方法及临床意义。

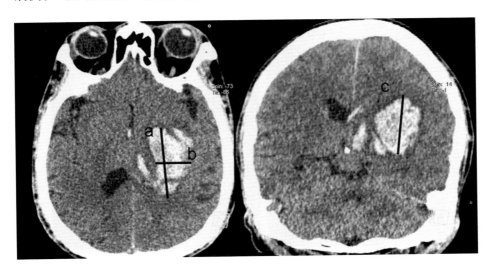

诊断:左基底节区出血破入脑室。

出血量计算方法及临床意义：a=4.85cm，b=2.46cm，c=3.71cm；CT 出血量 =（4.85 × 2.46 × 3.71）/ 2=22ml，为幕上血肿，出血量小于 30ml，无手术指征。

四、陷阱题

实际比赛中，主办方常会在竞赛试题中设计多种多样的陷阱，以拉开选手之间的差距，所以在培训中要重视这一部分内容的设计与训练。

病例 1：

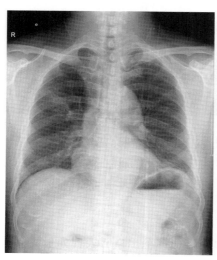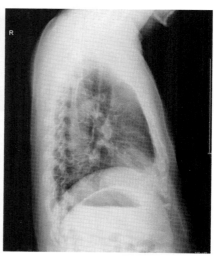

诊断：右上叶感染性病变，左下叶后基底段周围型肺癌。

陷阱提示：透过胃泡影可见较隐蔽的左下肺结节，病理证实为鳞癌。

病例 2：

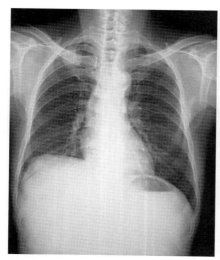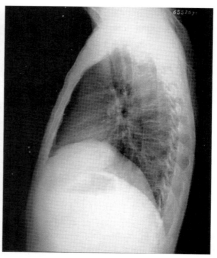

诊断：右上叶尖段周围型肺癌。

　陷阱提示：右上肺野与第一前肋及锁骨相重叠处可见较隐蔽肺结节。

病例3：

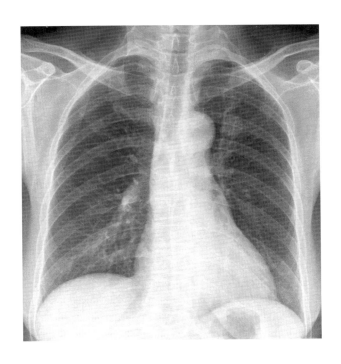

诊断：左上叶周围型肺癌。

陷阱提示：左上肺野第2前肋间淡薄肺结节,黑白反相位(下图)看得很清楚。

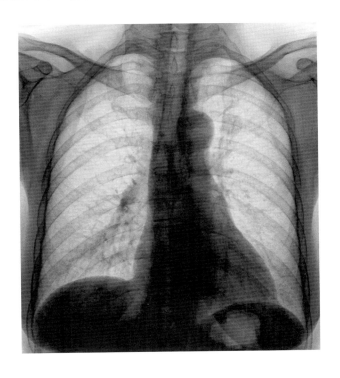

病例4：

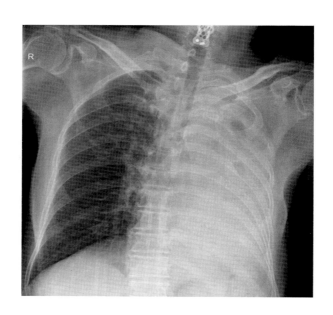

诊断：左肺不张。

陷阱提示：左肺不张与大量胸腔积液的鉴别。

病例5：

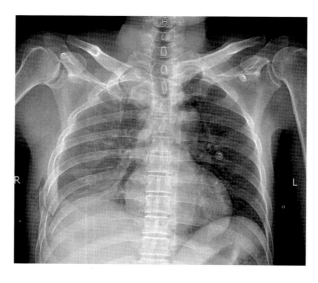

诊断：右侧胸腔液气胸、右下肺挫伤、右侧多发多处肋骨骨折、右侧胸壁皮下气肿。

陷阱提示：患者为卧位摄片，气胸与胸腔积液观察有限度，胸壁皮下气肿与肋骨骨折提示存在气胸。

病例6：

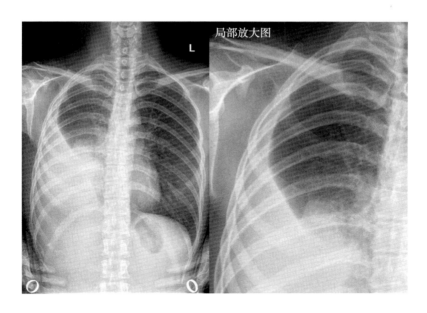

局部放大图

诊断：右侧少量气胸，中量胸腔积液（局部有包裹）。

陷阱提示：右上肺野外带可见不易察觉的气胸征象，同时右侧胸腔存在中量胸腔积液，而液气胸的典型表现应为液平面，没有观察到液平面提示胸膜腔的负压状态没有被破坏，也提示局部胸膜有粘连。

病例7：

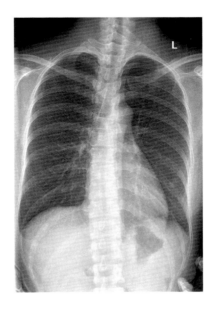

诊断：正常胸片。

陷阱提示：摄片体位不正时左侧乳头易误诊为左下肺结节。

（熊　曾）　**179**

第三章

模 拟 题

第一节 读 图 题

一、读图题(第一套)

读图并写出诊断

病例 1:

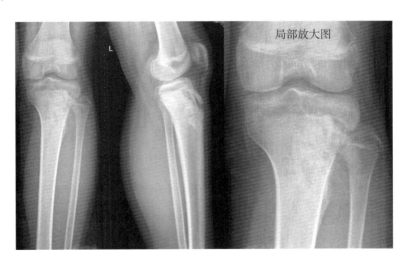

局部放大图

诊断:

病例 2：

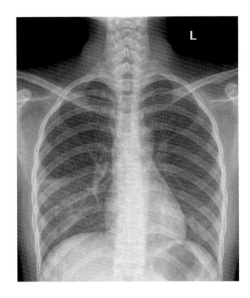

诊断：

病例 3：

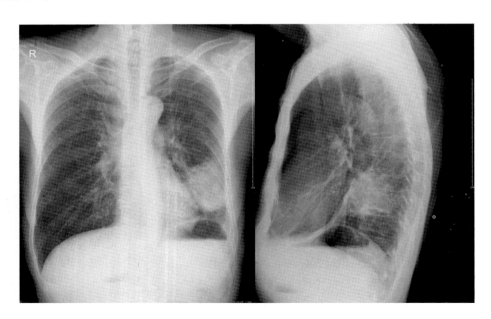

诊断：

病例4： 年轻女性，二尖瓣区可闻及舒张期吹风样杂音。

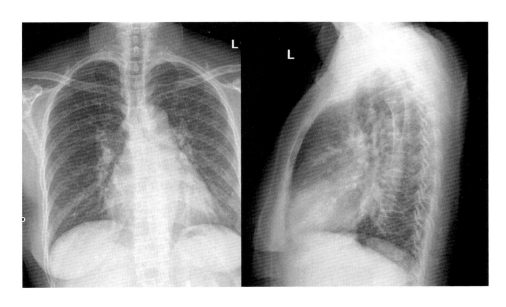

诊断：

病例5： 25岁女性，发现心脏杂音20余年，无发绀，胸骨左缘2~3肋间收缩期吹风样杂音。

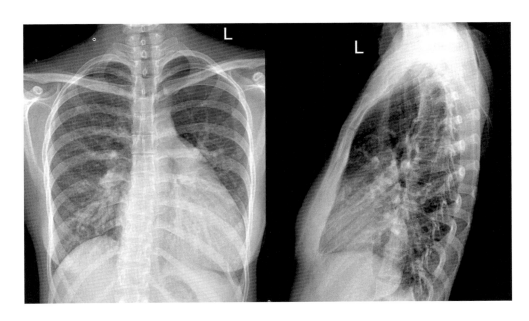

诊断：

病例 6：

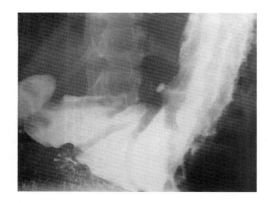

诊断：

病例 7：

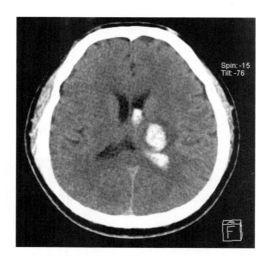

诊断：

病例 8：

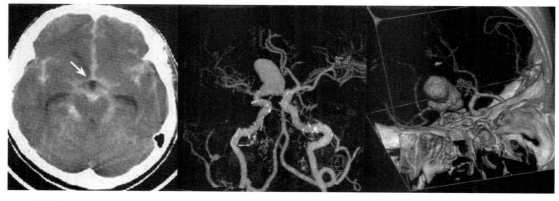

诊断：

病例9：

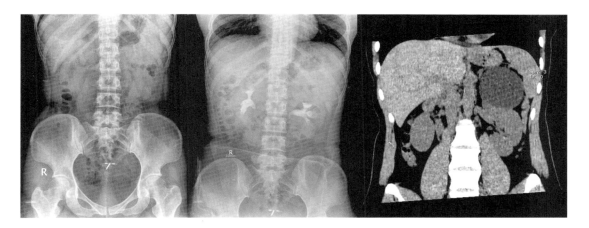

诊断：

病例10：

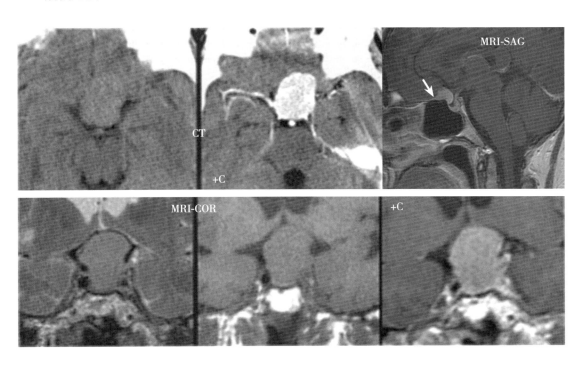

诊断：

二、读图题(第二套)

读图并写出诊断

病例1:

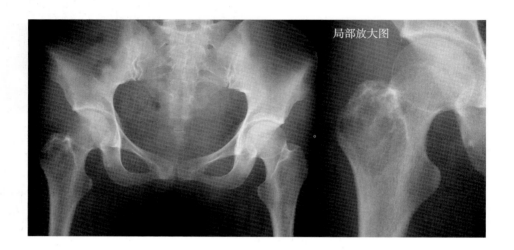

局部放大图

诊断:

病例2:

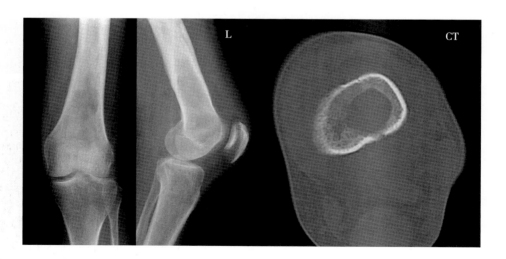

诊断:

病例 3:

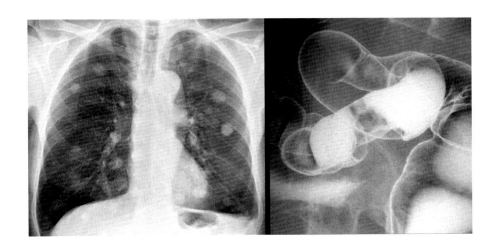

诊断:

病例 4:

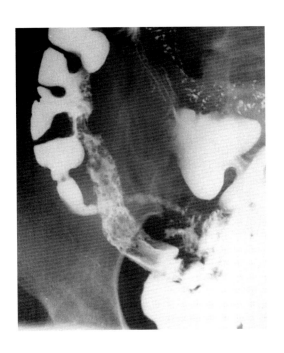

诊断:

病例 5：

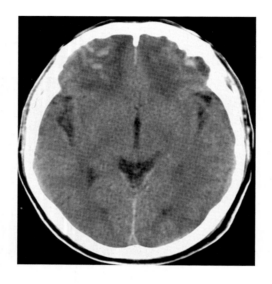

诊断：

病例 6：

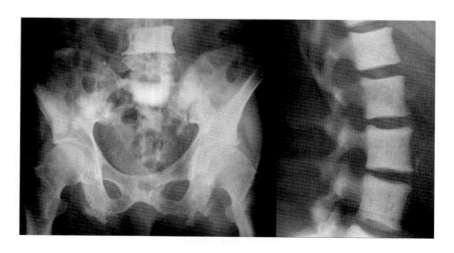

诊断：

病例 7：

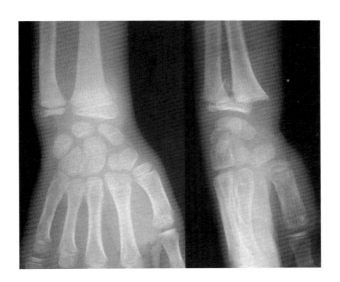

诊断：

病例 8： 61 岁男性，咳嗽，咳少量白黏痰，右侧胸痛 5 天。

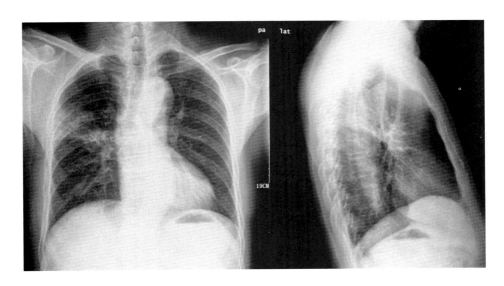

诊断：

病例 9： 60 岁女性，胸闷、憋气、痰中偶带血丝 2 月。

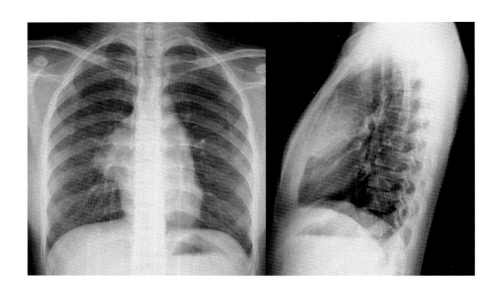

诊断：

病例 10： 5 岁男孩，头部外伤后 2 小时。

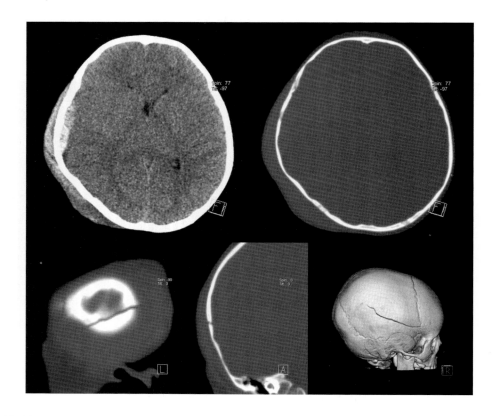

诊断：

三、读图题（第三套）

读图并写出诊断

病例 1：

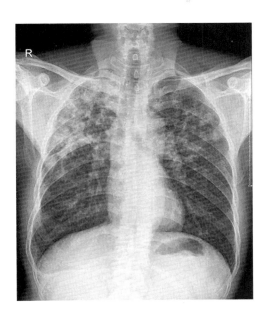

诊断：

病例 2：

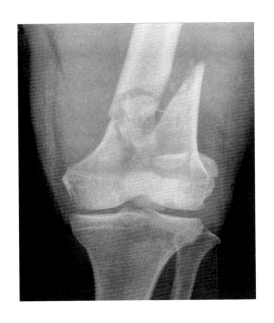

诊断：

病例 3：

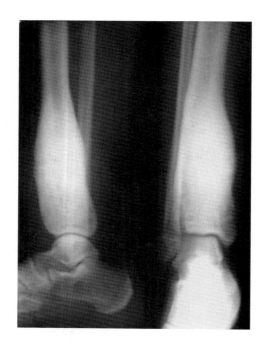

诊断：

病例 4：

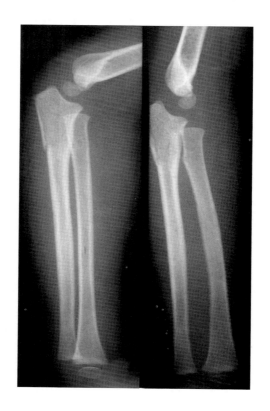

诊断：

病例 5:

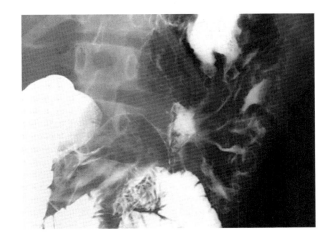

诊断:

病例 6:

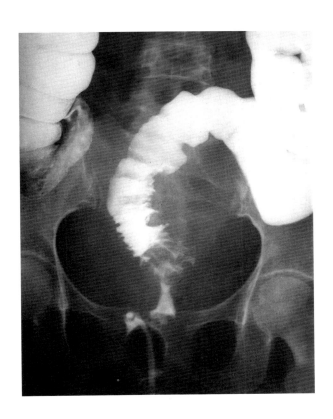

诊断:

病例 7:

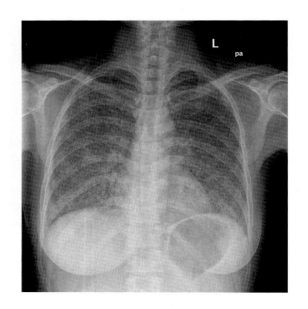

诊断:

病例 8:

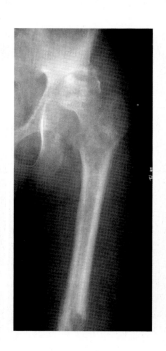

诊断:

病例 9： 乳腺癌患者术前检查,B 超发现肝内结节。

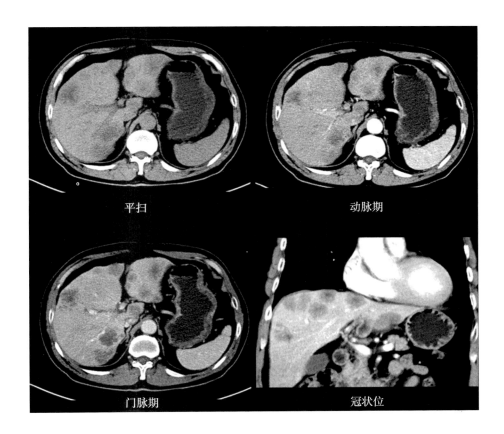

平扫 动脉期

门脉期 冠状位

诊断：

病例 10：

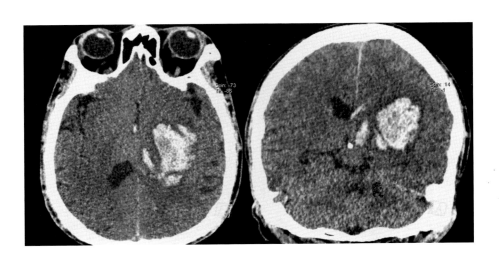

诊断：

第二节 综 合 题

一、综合题(第一套)

35 岁男性,低热 2 个月,请完成操作以明确诊断。

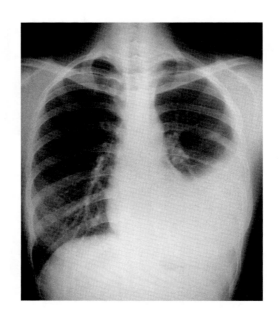

二、综合题(第二套)

42 岁女性,发现左乳结节 1 周,请完成乳腺触诊。

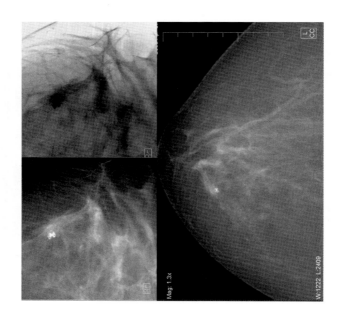

第三节 答案与评分标准

一、读图题(第一套)答案

1. 左(1分)胫骨上段(2分)干骺端(2分)混合型(1分)骨肉瘤(4分)。
2. 右(1分)下叶(2分)大叶性肺炎(4分)(初期2分)。
3. 左(1分)下叶(2分)后基底段(2分)周围型(2分)肺癌(2分)。
4. 风湿性心脏病(6分),二尖瓣狭窄(4分)。
5. 先天性心脏病(6分),房间隔缺损(4分)。
6. 胃小弯(3分)良性(3分)胃溃疡(4分)。
7. 左侧(1分)基底节区(3分)脑出血(4分)破入脑室(2分)。
8. 前交通(2分)动脉瘤(4分)并蛛网膜下腔出血(4分)。
9. 左肾(2分)上级(2分)肾囊肿(6分)。
10. 鞍结节(4分)脑膜瘤(6分)。

二、读图题(第二套)答案

1. 右(1分)股骨上段(3分)骨巨细胞瘤(6分)。
2. 左(1分)股骨下段(3分)Brodie脓肿(6分)。
3. 增殖型(2分)结肠癌(4分)并肺转移(4分)。
4. 回盲部(2分)增殖型(2分)肠结核(6分)。
5. 双侧(1分)额叶(3分)脑挫裂伤(6分)。
6. 成骨性(4分)骨转移(6分)。
7. 左(1分)桡骨远端(3分)骺离骨折(6分)。
8. 右(1分)上肺(3分)肺炎(6分)。
9. 右(2分)肺门肿块(4分),中央型肺癌(4分)。
10. 右(1分)颞部硬膜外血肿(4分)颅骨骨折(3分)头皮帽状腱膜下血肿(2分)。

三、读图题(第三套)答案

1. 双上肺(1分)继发性(1分)肺结核(4分),右侧少量胸腔积液(4分)。
2. 股骨下段(2分)粉碎性骨折(3分)、髌骨骨折(3分)、胫骨平台骨折(2分)。
3. 右(1分)胫骨下段(3分)慢性(2分)硬化性骨髓炎(4分)。
4. 左(1分)尺骨上段(3分)青枝骨折(6分)。
5. 良性(4分)胃溃疡(6分)。
6. 浸润型(4分)直肠癌(6分)。
7. 急性(2分)粟粒性(2分)肺结核(6分)。
8. 左髋关节(2分)急性化脓性关节炎(3分),左股骨(2分)急性化脓性骨髓炎(3分)。
9. 肝(4分)转移癌(6分)。

197

10. 左侧(1分)基底节区(3分)脑出血(4分)破入脑室(2分)。

四、综合题(第一套)答案

胸穿	
评分项目	分数
洗手	1
核对床号、姓名	1
谈话签字,测量血压脉搏正常(可口述)	1
复习患者胸片,准确判断穿刺部位(**注意:本处有个陷阱,患者为男性,题目提供的胸片有乳房阴影,因此是女性胸片,选手应指出,并更换正确的胸片,再行下一步操作,否则会导致以下步骤得分全为0分**)	3
进行肺部直接叩诊及间接叩诊	2
穿刺点的选择(任取肩胛线或腋后线)及标记	2
消毒顺序:以穿刺点为中心,自内向外	1
消毒范围:直径15cm以上	1
消毒次数:3次	1
消毒不留白	1
每次消毒范围小于前次,最后一次消毒范围大于孔巾直径	1
核对麻醉药物,正确开启	1
于穿刺点行皮丘注射	1
沿穿刺点垂直进针	1
边进针边回抽及推药	1
抽及胸腔积液后停止注药	1
取胸穿包,检查包的有效日期	1
打开胸穿包的外层3/4	1
戴无菌手套	1
打开胸穿包的外层1/4及内层	1
清点物品	1

铺孔巾	1
检查穿刺针及橡胶管通畅性	2
取穿刺针,止血钳夹闭穿刺针橡胶管	2
沿穿刺点垂直进针	2
有突破感后先接注射器,后松止血钳	2
口述首次抽液量	2
固定穿刺针	2
配合抽液(及时钳夹胶管)	3
留取胸腔积液标本送检:常规、生化、脱落细胞	3
夹闭胶管	1
拔出穿刺针,用纱布按压 1~2 分钟(可口述)	2
消毒穿刺点	1
敷料覆盖,胶布固定	2
第一次操作即成功得 30 分;第二次操作才成功得 20 分;第三次以上操作成功得 10 分;未抽出胸腔积液不得分	30
手套不得碰触非无菌区	5
器械不得触碰非无菌区	5
向患者说明操作目的与意义	2
缓解患者紧张情绪,嘱患者排尿	1
在操作过程中观察患者的生命体征,不时询问其有无心悸、气促等不适	2
操作完成后,为患者复原衣物	2
嘱患者:卧床休息,观察有无气促、胸闷、呼吸困难等情况的发生	3
合计	

五、综合题(第二套)答案

乳腺触诊	
评分项目	分数
洗手	1
拉好屏风,男性选手需口述要求女性医务人员陪同	2
完全暴露患者检查部位	1
站在患者右侧	1
触摸时手掌平伸、四指并拢,用手指掌面触诊,用力不宜过大	4
乳房的外上,外下,内下,内上区域,最后是乳房中间的乳头及乳晕区	5
测量肿块大小(可手指法估计)	3
检查肿块活动度,能否推动	2
皮肤与肿块是否有粘连	2
挤压肿块,检查乳头是否有溢液	1
手指挤压乳头,检查是否有溢液	2
肿块有无压痛	1
右手检查左腋窝,左手检查右腋窝	2
腋窝淋巴结检查顺序:顶、前、内、后、外	4
最后检查锁骨上及锁骨下淋巴结	2
滑动触诊	2
言语清晰,条理清楚	5
肿块1:位置:左乳外上象限,大小 3cm×3cm,质硬,边界不清楚,表面不光滑,活动度差,与皮肤无粘连,无压痛,挤压肿块乳头无溢液	6
肿块2:左乳内下象限,大小 2cm×2cm,质韧,表面光滑,边界清楚,活动度可,与皮肤无粘连,无压痛,挤压肿块乳头无溢液	6
肿块3:左乳内上象限,大小 1.5cm×1.5cm,质硬,表面光滑,边界不清楚,活动度差,与皮肤无粘连,无压痛,挤压肿块乳头无溢液	6
肿块4:右乳外下象限,大小 2cm×2cm,质韧,表面光滑,边界清楚,活动度可,与皮肤无粘连,无压痛,挤压肿块乳头无溢液	6